Beat René Roggen

Gesundheit fördern statt Krankheit verwalten!

Plädoyer für ein bezahlbares Gesundheitswesen

Verlag der Arbeitsgemeinschaft
Innovationscontainer
CH 5415 Nussbaumen

Erstausgabe 2019

Copyright © by ARGE Innovationscontainer und Beat
René Roggen, CH-5415 Nussbaumen

Verlag: Eigenverlag des Vereins zur Förderung wirt-
schafts-, umwelt- und sozialverträglicher Innovationen
in der DACH-Region

Printed in Germany

Herstellung und Verlag: BoD- Books on Demand,
D-Norderstedt

ISBN 9783732251049

Disclaimer

Die in diesem Werk enthaltenen Informationen und Hinweise dienen primär den Zielen der allgemeinen Orientierung und der Weiterbildung im Bereich neuer Wege und Optionen zur Reform des Gesundheitswesens im Sinne höherer Effizienz und niedrigerer Kosten. Sie sind nicht für individuelle diagnostische oder therapeutische Zwecke bestimmt. Und sie ersetzen auch nicht die Konsultation einer Fachperson für medizinische und/oder pharmazeutische Fragen, deren Beantwortung diesen vorbehalten ist. Scheuen Sie sich anderseits aber nicht, die von Ihnen konsultierten Fachleute mit dem Inhalt dieses Buches zu konfrontieren, wenn Sie dies für tunlich erachten.

Anmerkungen des Verfassers

Das vorliegende Buch ist nicht nach fachlichen, sondern nach journalistischen Kriterien abgefasst – als eine Mischung von Berichterstattung, kritischer Betrachtungsweise und Beschreibung neuer Erkenntnisse und Wege im Bereich eines komplementären Angebots an medizinischen Dienstleistungen, welches unter dem Titel „Regenerative Medizin" im Unterschied zur kurativen Medizin auf eine ganzheitliche Diagnostik und auf die Förderung der Selbstheilungskräfte des Menschen ausgerichtet ist, getreu dem seit Hippokrates geltenden Grundsatz „Medicus curat, Natura sanat" – der Arzt behandelt, die Natur heilt.

Im Mittelpunkt steht eine Palette von ganzheitlichen diagnostischen und sanften komplementärmedizinischen Systemen und Methoden, die im oben genannten Sinne sowohl präventiv wie auch therapieunterstützend eingesetzt werden können mit dem Ziel, dem Gesundheitswesen einerseits zu höherer Gesamt-Effizienz, anderseits zu einer signifikanten Kostendegression zu verhelfen. Die vorliegenden Zeilen sollen dazu keine wissenschaftliche Abhandlung liefern – das möge die Wissenschaft früher oder später nachholen – sondern vielmehr Informationen darüber vermitteln, welche neuen Wege dort beschritten werden können, wo die Ökonomie an Grenzen stösst und die adäquaten Lösungen in einer Verbesserung der Relationen von Aufwand und Resultat zu suchen sind.

Zur inhaltlichen Form und Gliederung ist anzumerken, dass jedes einzelne Kapitel die jeweils behandelte

Thematik möglichst vollständig abzuhandeln sucht. Dadurch werden mehrfache Wiederholungen ein und desselben Sachverhalts unvermeidlich – wofür ich hier ausdrücklich um Nachsicht bitte. Unter anderem betrifft dies den häufig wiederholten Hinweis darauf, dass rund 80 % aller Krankheiten und über 95 % aller chronischen Leiden direkt oder indirekt mit Stress assoziiert sind – immerhin ein Aspekt den man angesichts der aktuellen Prädominanz der Thematik gar nicht genügend betonen kann.

Eine weitere Vorbemerkung betrifft das sogenannte Gender-Mainstreaming, das sich heute, getragen von der Forderung nach ultimativer „political correctness", in immer mehr Texte einschleicht mit dem Ergebnis, dass in einer Zeit der sich pandemisch ausbreitenden SMS-Kultur und der damit einhergehenden kollektiven Leseschwäche die Lesbarkeit der Texte immer weiter erodiert. In diesem Sinne wird hier auf eine „Verweiblichung" und (neu) „Versächlichung" personen- und funktionsbezogener Sachverhalte bewusst zugunsten der männlichen Grundform verzichtet und lediglich dort differenziert, wo sich Gegebenheiten entweder auf das eine oder das andere Geschlecht beziehen.

Inhalt

Anmerkung zu den Quellen

Die im vorliegenden Buch präsentierten Innovationen, Konzepte und Vorschläge entstammen grösstenteils der Arbeitsgemeinschaft Innovationscontainer und ihrem erweiterten Netzwerk.

Beim „Innovations-Container" handelt es sich um eine Arbeitsgemeinschaft von Entwicklungsingenieuren, Physikern, Ärzten, Konzeptionisten, Immaterialgüter-Bewirtschaftern, Marketing-Fachleuten und innovativen Unternehmern aus der DACH-Region (Deutschland, Österreich, Schweiz), die sich der Förderung umwelt-, wirtschafts- und sozialverträglicher Innovationen verschrieben hat.

Schwerpunkte des Engagements bilden derzeit die Branchen Medizin, Energiewirtschaft, Sicherheit, Service Public und Umweltschutz. Die Arbeitsgemeinschaft tritt im Interesse des Schutzes ihrer Assets gegen aussen vorwiegend im Rahmen von Projekten und Kontaktanfragen in Erscheinung.

Homepage: www.innovationscontainer.com

Strategien gegen das disproportionale Kostenwachstum im Gesundheitswesen

Neue Perspektiven für eine bezahlbare Sozialmedizin

In den Mittelpunkt einer Reform des Gesundheitswesens, wie sie sich aufgrund der mehrheitlich als untragbar empfundenen Kostenentwicklung und durch die Marginalisierung der Patienten aufdrängt, ist weder die Spitzenmedizin noch die Gesundheitsökonomie, sondern vielmehr die Sozialmedizin zu stellen, wenn der Plan gelingen soll. Dies im Gegensatz zu den bisherigen Kostendämpfungs-Basteleien, deren Akteure sich stets über diese zentrale Aufgabe hinweggesetzt haben und die damit regelmässig auf die Nase gefallen sind. Sozialmedizin ist – vereinfacht ausgedrückt – eine „Medizin für Alle". Sie steht im Mittelpunkt der bislang unbestrittenen Aufgabe des Staates, für seine Bürger eine gute medizinische Versorgung zu gewährleisten. Dabei sollen – unabhängig von Einzel- und Gruppeninteressen in den Domänen der Leistungserbringer und der Kostenträger – neue Erkenntnisse und auch Innovationen Berücksichtigung finden, die dem Gedanken der Sozialmedizin entsprechen und ein gutes Verhältnis zwischen Aufwand und Patientennutzen aufweisen – sowohl im Bereich der präventiven wie auch der kurativen Medizin.

Grundsätzliches

Im Rahmen der über die Sozialmedizin zu führenden Grundsatzdiskussion sind – wenn diese denn ihrem Ziel gerecht werden soll – alle für eine effiziente und primär den Patienten dienenden Ansätze einer „neuen Medizin" auf den Tisch zu legen. Dies einschliesslich aller sinnvollen und zielführenden Innovationen, die im Rahmen der Verteilkämpfe unter den Akteuren im Gesundheitswesen auf der Strecke geblieben sind oder gar nicht erst in Betracht gezogen wurden. **Wir beschränken uns hier auf die wichtigsten Gesichtspunkte und auf Massnahmen von hoher sozialmedizinischer Relevanz, die im Zuge einer grundlegenden Reform nach und nach zu einer kohärenten und bezahlbaren Strategie der allgemeinen Gesundheitsförderung zusammengesetzt werden können.** Dies zunächst in der Form einer Übersicht, deren Komponenten danach in den folgenden Kapiteln mit grösserer Ausführlichkeit – wie sie für das Verständnis der entsprechenden Innovationen erforderlich erscheinen – zur Darstellung gelangen.

Wichtig erscheint in diesem Zusammenhang die Feststellung, **dass die innovativen Systeme, Methoden und Verfahren die konventionelle Medizin nicht ersetzen, sondern in wesentlichen Aspekten ergänzen und ihre Effizienz nachhaltig erhöhen sollen.** Anderseits soll auch nicht verschwiegen werden, dass damit eine gewisse Volumenreduktion im Bereich des bestehenden medizinischen Angebots einhergehen wird und soll. Was sich jedoch kaum zu einem grösseren Branchen-Problem auswachsen dürfe, da ohnehin ein grosses Dilemma besteht in der Frage, wie die künftigen personellen und qualifikationsspezifischen Bedürfnisse in der Gesundheitsbranche bei einem munteren Fortschreiben der heutigen Entwicklung überhaupt gedeckt werden sollen.

Die Diagnostik – Kernleistung und Schlüsselproblem der medizinischen Versorgung

Seit jeher hängen die Effizienz und die Qualität der medizinischen Versorgung von der richtigen Diagnose ab. Denn aus dieser entwickelt der Arzt das therapeutische Vorgehen, die Information und die Beratung der Patienten wie auch die adäquate Medikation. Deshalb geht man allgemein davon aus, dass die korrekte Diagnose auch zum richtigen Behandlungskonzept führt. Und dass wiederum das richtige Behandlungskonzept zur Genesung oder zumindest zu einer nachhaltigen Besserung des gesundheitlichen Zustands und/oder Befindens der Patienten hinführt. Diese Annahme ist – zumindest in dieser kurzen und einfachen Form – nicht zutreffend, um es gleich vorwegzunehmen.

Denn eine gute und vollständige – und damit brauchbare – Diagnose sollte sich stets aus drei Teilen zusammensetzen, nämlich:

- der situativen Analyse des medizinischen Problems
- der (mutmasslichen) Ursache dieses Problems, und
- der allgemeinen physischen und psychischen Verfassung der Patienten

In der Praxis begnügt man sich jedoch zumeist mit der Analyse des Problems und entwickelt daraus die Patienten-Information wie auch das therapeutische Konzept und die Medikation, die dem Patienten zu einer Remission verhelfen sollen. **Doch selbst unter der Voraussetzung, dass das Problem richtig erkannt wird, kann die aus dieser Erkenntnis abgeleitete Therapie richtig oder falsch sein.** Handelt es sich um ein singuläres Ereignis monokausaler Natur – beispielsweise um einen viralen Infekt als Folge einer beim abendlichen Schlummertrunk an der Bar erlittenen Ansteckung – so ist das Problem mit der richtigen Medikation und einem adäquaten Verhalten der Betroffenen innerhalb weniger Tage gelöst – allenfalls auch ohne Hilfe eines Arztes.

Liegt aber eine persistierende, länger bestehende Ursache vor, so lässt sich das Problem auf dieser Stufe häufig nicht lösen, sondern es kommt von einem Rezidiv zum nächsten. Und sind ausserdem **die physiologische und allenfalls auch die mentale Verfassung für den Erfolg einer Therapie nicht gegeben** – beispielsweise durch Stress, Schwerme-

tall-Belastung oder durch eine permanente Übersäuerung – so dürfte die Therapie ebenfalls nicht
im erwünschten Masse anschlagen.

Fazit: In der Sozialmedizin ist demzufolge nach
Möglichkeiten der Initial- oder Primärdiagnostik zu
suchen, die auf möglichst rationelle und kostengünstige Art und Weise alle drei Aspekte einer Diagnose abzudecken vermögen. Vielversprechende
Ansätze dazu sind vorhanden, werden aber von
der Schulmedizin konsequent ignoriert. Doch be-
stünde gerade in deren Weiterentwicklung die
Chance, daraus eine Prä- oder Primärdiagnostik
schaffen zu können, die den weiteren zur Anwen-
dung gelangenden Diagnosemethoden (wie beispielsweise die ärztliche Differentialdiagnose, das
Elektrokardiogramm, die Ultraschall-Diagnostik
und das Magnetresonanz-Scanning) **die entschei-**
denden Indizien liefert.

Primärdiagnose: Instrument der Prävention und der medizinischen Qualitätssicherung

Die Prä- oder Primärdiagnose kann **nicht nur die ideale**
und kostengünstige Vorlage für allfällige weitere di-
agnostische Schritte liefern, sondern auch die Qualität
anschliessender therapeutischer Konzepte sichern und
zugleich der therapeutischen Erfolgskontrolle dienen.
Dies dadurch, dass die im Rahmen der Prädiagnostik
ermittelten Parameter in den entsprechenden Patientendossiers abgespeichert und jederzeit nachgeführt
werden können. Neben der Funktion als Primärdiagno-

se kann das Procedere auch für präventive Zwecke genutzt werden. Dies in dem Sinne, dass die entsprechenden Daten von den Probanden zur Optimierung ihres Gesundheitszustands und allenfalls auch für autotherapeutische Massnahmen genutzt und periodisch weitergeführt werden können.

Selbstverständlich können die Daten jederzeit mit dem Einverständnis der Patienten oder Probanden an einen behandelnden Arzt weitergegeben werden – sei es an einen Allgemeinpraktiker oder an einen Spezialisten, wobei **der Allgemeinpraktiker oder Grundversorger eher zum Nachführen der Akte und zu der damit verbundenen Erfolgs- und Qualitätskontrolle prädestiniert ist.** Damit wird zugleich der Grundstein zu einem elektronischen Patientendossier gelegt, welchem nach Bedarf jederzeit die medizinisch relevanten Daten entnommen und neue beigefügt werden können.

Die Primärdiagnose muss nicht von einem Arzt gestellt werden; sie kann auch von speziell geschulten Fachpersonen mit medizinischer Grundausbildung – einer Art „Gesundheitscoach" als primäre Anlaufstelle – vorgenommen werden. **Es würde Sinn machen, für diesen Zweck eine Art „Gesundheits-Intermediär" in der Art des früheren chinesischen „Barfussarztes" zu schaffen** und zu institutionalisieren, der in einem Grossteil der Fälle bereits Hilfe zur Selbsthilfe bieten und in den anderen eine Überweisung an einen Allgemeinpraktiker oder einen Spezialisten veranlassen kann.

Stress-Diagnose als präventivmedizinische Primäraufgabe

„Wer den Stress besiegt, hat die Krankheit im Griff!"
Ganz so einfach ist es natürlich nicht, doch wenn man weiss, dass rund 80 % aller gesundheitlichen Probleme und über 95 % aller chronischen Leiden direkt oder indirekt mit Stress assoziiert sind, so dürfte diese scheinbar verwegene Aussage in gut zwei Dritteln aller Fälle zutreffen. **Tatsächlich ist Stress das Hauptübel unserer Zeit:** Während die Medizin sich anschickt, immer mehr Krankheiten behandeln oder gar heilen zu können, verhält es sich bei Stress und seinen multiplen Folgeerscheinungen genau umgekehrt.

Bislang war man in der sogenannten Schulmedizin der Ansicht, dass Stress, welcher sich durch ein Ungleichgewicht zwischen dem Sympathikus und dem Parasympathikus des vegetativen Nervensystems ausdrückt, weder wissenschaftlich diagnostiziert noch willentlich beeinflusst werden könne. Diese Auffassung ist falsch, wie neuere Untersuchungen bewiesen haben: Mit Hilfe des vor wenigen Jahren entwickelten innovativen Verfahrens der **neurovegetativen Regulationsdiagnostik lässt sich die Stressbelastung von Menschen zuverlässig ermitteln und in Prozenten der Regulationsleistung darstellen.**

Und da das System nicht nur diagnostisch, sondern auch im Monitoring betrieben werden kann, können von Stress Betroffene die Regulationsdiagnostik auch zum Training benutzen und schauen, welcher atmungstechnische Rhythmus ihnen am besten hilft, ihre Stress-

Symptome abzubauen und loszuwerden. Somit steht eine mittlerweile in zahlreichen Fällen **erprobte Methode zur Stressbewältigung zur Verfügung, welche stets dann zum Tragen kommt, wenn der dem Stressabbau und der Regeneration dienende Parasympathikus seine Aufgabe nur partiell oder gar nicht erfüllen kann.** Dies ist insbesondere dann der Fall, wenn die Schlafstätten der Stressgeplagten durch elektromagnetische Felder belastet sind, welchen wir heute praktisch auf Schritt und Tritt ausgesetzt sind. Welch verheerende Folgen dies nach sich ziehen kann, beleuchten wir im folgenden Kapitel.

Ausschluss elektromagnetischer und pathogener Quellen als vordringliche präventiv- und sozialmedizinische Strategie

Wenn der nächtliche Stressabbau unter dem Einfluss elektromagnetischer Strahlung nicht oder nur ungenügend stattfinden kann, so tritt die Stress-Symptomatik immer stärker zutage. **Was bedeutet, dass sich Stress, der anfänglich lediglich ein Indikator für eine Belastung darstellt und bei einem periodischen Abbau keine negativen Folgen zeitigt, nach und nach zu pathogenem Stress wandelt.** Die Folgen zeigen sich in der Form erhöhter Krankheitsanfälligkeit, die schliesslich bis zur Chronifizierung und bis zu tödlich verlaufenden Leiden führen kann.

Messungen haben ergeben, **dass heute die meisten Schlafräume in leichtem bis starkem Masse mit Elektrosmog befallen sind** – erstaunlicherweise auch solche, die mit einer Freischalt-Automatik zur Bekämpfung des

Elektrosmogs ausgerüstet wurden. Dies führt zur Feststellung, dass heute **die meisten Fälle von pathogenem Stress auf elektromagnetische Störfelder in Schlafräumen zurückzuführen sind.** Auch die meisten Arbeitsplätze sind mit elektromagnetischer Strahlung belastet, die die übliche Stress-Genese noch verstärken kann, anderseits jedoch nicht so sehr ins Gewicht fällt, weil deren Folgen nachts bei gutem Schlaf in entstörten Räumen wieder abgebaut werden können.

Angesichts der überragenden Bedeutung elektromagnetischer Strahlungen für die Entstehung von pathogenem Stress und der immer stärker in Erscheinung tretenden Stress-Pathogenese – die in den letzten Jahren zwar pandemischen Charakter angenommen hat, aber von den Gesundheitsbehörden nach wie vor ignoriert wird – ist es **ein ultimatives sozialmedizinisches Gebot der Zeit, flächendeckend Massnahmen zur Vermeidung von Elektrosmog zu treffen.** Die Aufgabe ist umso leichter zu bewältigen, als es mittlerweile effiziente Systeme zur Neutralisierung elektromagnetischer Strahlung gibt, deren Wirkung sich nachweisen lässt.

Ein weiteres sozialmedizinisches Problem, das es in diesem Zusammenhang zu bewältigen gilt, ist die **Belastung durch geopathische Störquellen aller Art, von deren pathogenem Potenzial man schon seit über 80 Jahren weiss.** Auch hier gibt es mittlerweile Mittel und Methoden, solche Störungen von Arbeits- und Schlafplätzen fernzuhalten. Und auch hier müsste mehr zum Abbau den entsprechenden Gefahren getan werden, zumal diese die menschlichen Organe und Gewebsareale nicht nur über die Stress-Genese, sondern auch direkt schädigen können.

Wasser – mehr als bloss ein billiges Getränk und Transportmittel

Eine weitere Thematik, die eine höhere sozialmedizinische Aufmerksamkeit verdient, ist Wasser. Zunächst einmal als Teil der menschlichen Nahrung und als zweitwichtigste Substanz, die der Mensch zum Leben braucht: Menschen können zwar bis zu 50 Tage ohne feste Nahrung auskommen, aber nur 5 bis 7 Tage ohne Wasser. Ungeachtet dessen geht eine weit verbreitete Lehrmeinung davon aus, dass Wasser im menschlichen Körper – der zu etwa 75% aus Wasser besteht – stets im Überfluss vorhanden sei.

Dieses Paradigma wurde vom iranischen Arzt Dr. Faridoon Batmanghelidj erstmals mit einer ganzen Reihe aufsehenerregender Publikationen angegriffen. **Batmanghelidj fand heraus, dass viele Leiden auf eine zu geringe Wasseraufnahme zurückzuführen sind und mit der gezielten Einnahme von Wasser gelindert oder gar beseitigt werden können** – darunter auch eine ganze Reihe von gesundheitlichen Störungen, auf die die etablierte Medizin mit Medikamenten aller Art statt mit einer Empfehlung zu einer erhöhten Wasseraufnahme reagiert. Dazu zählt insbesondere die weit verbreitete Magenübersäuerung, auf welche Mediziner herkömmlicher Lehre in der Regel mit der Verschreibung von Antacida statt mit der Empfehlung reagieren, über den Tag verteilt mehr Wasser zu trinken.

Zwei stark verbreitete Krankheiten, die unter anderem durch Wassermangel verursacht oder von diesem begünstigt werden, sind Arthrose und rheumatoide Arthritis. Erstere wird zu Unrecht einer Abnützung der Gelenke, letztere einer Defizienz des Immunsystems zugeschrieben. Sowohl beim einen wie auch beim anderen Leidensbild konnte der „Wasserarzt" eine **substanzielle Linderung bis zur Heilung dadurch erreichen, dass er seinen Patienten die gezielte und systematische Einnahme von Wasser empfahl**. Tatsächlich ist Dehydration ein verbreitetes Leiden unserer Zeit, auf das die Sozialmedizin mit einer besseren Aufklärung der Betroffenen statt mit Medikamenten-Cocktails reagieren müsste.

Wasser ist indessen nicht nur ein Nahrungs-, Reinigungs- und Transportmittel, sondern auch ein Informationsträger. In der hochtechnisierten und chemisierten Welt, in der wir heute leben, nimmt Wasser unzählige Informationen – darunter auch viele negative – auf, die es im Zuge des Kreislaufs auch wieder abgibt. So kann beispielsweise Trinkwasser auch Informationen enthalten, die den Stromfluss stören und zusätzlichen Elektrosmog bewirken. **Die Sozialmedizin hat also allen Grund, sich auch des Themas „Wasser" in all seinen Facetten anzunehmen.**

Regeneration und Prävention als neue Themen-Schwerpunkte

Zwar wird dem Grundsatz, wonach Prävention die beste und günstigste Gesundheits-Strategie sei, um dräuenden Befindlichkeitsstörungen und Krankheiten entgegenzutreten, kaum widersprochen. **In der gelebten Praxis jedoch, die klar auf die Behandlung und Verwaltung von Krankheiten und nicht auf deren Vermei-**

**dung ausgerichtet ist, fehlt der Präventionsgedanke
weitgehend.** Dass anderseits jedermann von dessen
Notwendigkeit spricht und dass mit grossem administ-
rativem Aufwand in dieser Domäne Projektförderung
betrieben wird, macht die Sache nicht besser.

Denn bei Lichte betrachtet handelt es sich dabei zumeist um Alibiübungen. Und wer dennoch einen ernst-
zunehmenden Vorschlag in dieser Richtung vorzubrin-
gen wagt, dem wird von den angesprochenen Stellen
zumeist beschieden, sie seien dafür nicht zuständig. So
ist es denn auch erklärbar, weshalb **den Krankenkassen
durch den zwingenden Risiko-Ausgleich jeder Anreiz
für die Unterstützung präventiver Aktivitäten genommen wurde**, ohne dass von irgend einer Stelle auf
die negativen Konsequenzen der entsprechenden Best-
immungen hingewiesen wurde.

**Tatsächlich kennt der heutige Medizinbetrieb kaum
Anlaufstellen für präventive Ansätze und entsprechende Projekte.** Wer sich dafür interessiert, wird in
der Regel auf den Sportbereich verwiesen, der seinerseits im Ausgleichssport- und Fitnessbereich eine ganze
Industrie zur Befriedigung entsprechender Bedürfnisse
entwickelt hat. Eine Gesamtschau, die einerseits die
gesundheitlichen Bedrohungsbilder und anderseits die
Möglichkeiten zur Minimierung gesundheitlicher Risiken aufzeigt, findet jedoch kaum statt. **Dabei liessen
sich gerade auf der Stufe Prävention viele Probleme
vermeiden, die später mit den Mitteln der astrono-
misch teuren personalisierten Medizin wieder aufgefangen werden sollen.**

Prävention und Regeneration sind denn auch die Antwort der Sozialmedizin auf die hochgelobten und die Mittel der Krankenkassen nach und nach übersteigenden Spitzenmedizin, die vornehmlich die Folgen ungenügender präventiver Engagements ausgleichen muss. Die derzeit wichtigsten präventivmedizinischen Herausforderungen – die gleichsam ein Gegenmuster zu dem darstellen, was man heute unter dem Begriff versteht – haben wir in den ersten Abschnitten dieser Einführung in die Thematik dargestellt. Doch was ist unter Regeneration zu verstehen?

Den wichtigsten Aspekt eröffnet hier zweifellos das vegetative Nervensystem, dessen Parasympathikus in diesem Zusammenhang eine entscheidende Rolle zufällt. **Effektiv besteht das A und das O jeder Förderung regenerativer Prozesse darin, dem Parasympathikus des vegetativen Nervensystems optimale Konditionen für die Wahrnehmung seiner Funktionen zu bieten.** Weitere, spezifisch organ- und funktionsbezogene Prozesse können diese Aufgaben sinnvoll ergänzen. So beispielsweise Massnahmen zur generellen Stärkung der Zellen und zur Förderung ihrer Lebensdauer im Sinne eines effizienten Anti-Agings, Strategien zur Stärkung des Knochenbaus und zur Erhaltung geschmeidiger Gelenke sowie Vorkehrungen zur Förderung des Metabolismus und der Mikrozirkulation. Weitere und konkretere Angaben zu dieser Thematik finden sich im Abschnitt „Neu: das Zentrum für Prävention und Regeneration."

Die zum Teil noch verkannte Rolle der Nahrungsergänzungsmittel

Führende Ernährungswissenschaftler vertreten nach wie vor die Ansicht, dass eine sogenannt „ausgewogene" Ernährung völlig ausreiche, um den menschlichen Organismus gesund zu erhalten. Dass an dieser These etwas nicht stimmen kann, ersieht sich allein schon daraus, dass ein Speiseplan, der all die von diesen Fachleuten empfohlenen Mikronährstoffe in ausreichender Menge enthält, die zuträgliche Kalorienmenge deutlich übersteigt. Dies hat unter anderem anthropologische Gründe: Während frühere Generationen ihren Lebensunterhalt im Schweisse ihres Angesichts bestritten, ist als Folge der heutigen, mehrheitlich im Sitzen ausgeübten Tätigkeiten der durchschnittliche Kalorienbedarf der Menschen in hochindustrialisierten Ländern deutlich gesunken. **Umgekehrt ist jedoch der Bedarf an Mikronährstoffen als Konsequenz der stärkeren geistigen und neurologischen Beanspruchung dieser Menschen eher noch gestiegen.**

Dazu kommt, dass die heute im Angebot stehenden Nahrungsmittel eine weitaus höhere Dichte an Betriebsstoffen und umgekehrt weniger Ballaststoffe aufweisen als frühere Speisebestandteile. Ausserdem muss davon ausgegangen werden, dass die Metabolisierung der zugeführten Nährstoffe nicht immer vollständig ist; **oft kann nur ein Bruchteil der erforderlichen Mikronährstoffe verstoffwechselt werden,** weil manche Enzyme nicht in genügender Menge vorhanden sind oder in ihrer Funktion blockiert werden. All diese Entwicklungen und Imponderabilien tragen dazu bei, dass in manchen Bereichen ein ausgesprochener Mangel an solchen Stoffen besteht, der letztlich nur durch eine Zufuhr von ergänzenden Mikronährstoffen ausgeglichen werden kann.

Als pars pro toto seien hier lediglich die Photonen erwähnt, die sich in den Pflanzen durch die Einstrahlung des Sonnenlichts bilden und die bisweilen auch „Lichtquanten" genannt werden. **Messungen haben gezeigt, dass viele Naturprodukte heute nur noch einen Teil des früheren Anteils an solchen Stoffen enthalten, die dem Körper zu geringen Teilen auch direkt durch das Sonnenlicht zufliessen.** Photonen sind unverzichtbare Energiequellen für die Mitochondrien der Zellen. Der Abbau in den Nahrungsmitteln hat in verschiedenen Bereichen bereits dramatische Ausmasse erreicht. Honig beispielsweise ist in den letzten Jahren unter dem Einfluss von Pestiziden und einer Ausdünnung des Futterangebots in manchen Regionen um 50 bis 80 % ärmer an Photonen als noch vor 20 oder 30 Jahren. Zum wichtigsten Vitamin, mit welchem sich ein Defizit an Photonen teilweise ausgleichen lässt, ist deshalb Vitamin D-3 geworden: Mit dessen Hilfe kann dem Körper in gewissem Sinne zusätzliches „Sonnenlicht" zugeführt werden.

Dazu ein konkretes Beispiel: Aus der Historie ist bekannt, dass die Malteser auf der Insel Zypern eine besondere Rebsorte pflegten, aus deren Trauben sie unter dem Titel „Commandaria" einen Süsswein herstellten, wofür sie **das Traubengut nach der Ernte noch während rund zwei bis drei Wochen dem Sonnenlicht**

aussetzten und so eine signifikante Photonen-Anreicherung bewirkten. Dieser Wein – Commandaria ist übrigens die erste Weinmarke der Welt; ihre Geschichte geht auf das 8. Jahrhundert zurück – wurde als spezieller Kraftwein angeboten. Er wirkte so überzeugend, dass er in Venedig den Status eines Medikaments erhielt und in den Genuss einer Steuerbefreiung kam. Dieses Kraftgetränk gibt es heute noch; es wird nach wie vor auf die gleiche Art und Weise hergestellt und unter gleicher Marke vertrieben.

Eine glaubwürdige Reform der Sozialmedizin müsste solchen Sachverhalten Rechnung tragen: **Statt Nahrungsergänzungsmittel zu beargwöhnen und selbst bei erwiesenem Fehlen unerwünschter Nebenwirkungen hohe Zulassungshürden aufzubauen** und deren Überwindung mit hohen Gebühren zu pönalisieren – was bei kleinen Absatzmärkten praktisch einer Prohibition gleichkommt – müsste vielmehr **versucht werden, das entsprechende Angebot nach Qualitätskriterien zu fördern** und proaktiv transparente Zulassungskriterien zu formulieren.

Neu: Das Zentrum für Prävention und Regeneration

Durch das Anziehen der Sparschraube im Gesundheitswesen und die verstärkte Bewertung medizinischer und pflegerischer Leistungen nach betriebswirtschaftlichen Kriterien sehen sich viele kleine Spitäler wie auch private Kliniken an den Rand ihrer Existenz gedrängt. Was zur Folge hat, dass manche dieser Institutionen geschlossen werden oder an private Ketten übergehen, die durch eine straffe Organisation und zentralen Einkauf gute Gewinne zu generieren trachten. **Im einen wie im anderen Falle bleiben die Patienten auf der Strecke – gleichsam als schwächste Glieder in der Kette.**

Anderseits gibt es jedoch kaum etwas daran zu rütteln, **dass diese klinischen Entitäten auf der Basis des konventionellen Medizinbetriebs kaum unverändert weitergeführt werden können, da die Kosten nolens volens ins Uferlose steigen würden.** Zugleich würde eine Reform der Sozialmedizin im hier skizzierten Sinne die Zahl stationärer Patienten wohl dramatisch schrumpfen lassen. Dies nicht nur durch eine Abnahme stringent Versorgungsbedürftiger im Bereich der Ersterkrankungen, sondern auch bei den Multimorbiditäten und insbesondere auch bei den Chronifizierungen. Hier könnten insbesondere durch die Beseitigung der erwähnten Stressquellen und durch bessere Behandlungsoptionen die Fallzahlen der verbleibenden Stresspatienten deutlich sinken.

Doch während auf der einen Seite stationäre Abteilungen und Kliniken wegen sinkender Nachfrage und/oder disproportionalen Kosten geschlossen werden müssen, **generiert die besagte Reform der Sozial- und Präventivmedizin eine neue Nachfrage in den Bereichen der Primärdiagnostik, der Regeneration, der Information und Instruktion sowie des Monitorings, der Reihenuntersuchungen und der allgemeinen Prävention** sowie der Vorbeugung drohender Epidemien und Pandemien. Dazu können sich noch einige weitere Spezialgebiete wie beispielsweise das Anti-Aging, die Körpergewichts-

Kontrolle, die Stressprävention und die diätische Ernährung gesellen.

Unter den Leistungen, die in einem „Zentrum für Prävention und Regeneration" erbracht werden können, befindet sich nach unseren Vorschlägen unter anderem ein **„Zentrum für dorsale Regeneration". Darunter ist eine Entität zu verstehen, die sich gezielt der Prävention und Remission von Rückenbeschwerden annimmt.** Rückenbeschwerden zählen im Medizinbetrieb zu den häufigsten gesundheitlichen Störungen. Und zu den teuersten dazu:

Rechnet man alle Kosten, Unkosten und Kollateralschäden zusammen, die durch Rückenbeschwerden entstehen – so namentlich physiotherapeutische Hilfestellungen, Schmerzbehandlungen, riskante Operationen, Arbeitsausfälle und Invaliditäten – so stehen Rückenbeschwerden an der Spitze der Aufwand-Rangliste. Dieser ganze **Aufwand lässt sich auf ein Minimum reduzieren, wenn sich Leute ab dem Alter 40 in regelmässigen Abständen – alle 2 bis 6 Jahre, je nach Beanspruchung der Wirbelsäule – einer spinalen Traktion unterziehen,** mit der das Rückgrat jeweils schonend reponiert wird.

Eine ausführliche Darstellung dieses Projekts bzw. dieser Reformkomponente wird im Kapitel „Neu: Das Zentrum für Prävention und Regeneration" präsentiert. Dort finden sich auch einige weitere Beispiele für spezifische Leistungen, die in einem solchen Zentrum angeboten werden können. Im Einzelfall ist zu prüfen, ob dies durch eine Umnutzung und einen Umbau aufgegebener Kleinspitäler und kleinerer Heime geschehen kann.

Unabdingbar: Die Mitwirkung der Probanden und Patienten

Vor allem Naturärzte und Heilpraktiker wissen davon ein Liedchen zu singen: Wenn ein Patient oder eine Patientin sich nicht am eigenen Heilungsprozess beteiligt, kann in der Regel keine gute Prognose gestellt werden. Besonders Heilpraktiker, die auf ihre Patienten näher eingehen können als dies zumeist selbst Allgemeinpraktikern möglich ist (wobei ersteren dafür in der Regel auch bedeutend mehr Zeit zur Verfügung steht), wissen, **dass sie mit ihrer Kunst auf verlorenem Posten stehen, wenn sich die Patienten nicht selbst und nach Kräften am Heilungsprozess beteiligen.** Deshalb kann auch eine reformierte Sozialmedizin nur erfolgreich sein, wenn sie die Patienten in die Heilungsprozesse mit einbezieht und wenn sie es versteht, die Bevölkerung für die Belange der Prävention zu gewinnen und zu begeistern.

Wobei gleich anzumerken ist, **dass in der Bevölkerung viele falsche Vorstellungen über gesundheitlich adäquates Verhalten existieren.** Sport beispielsweise bringt dem auf Gesundheit bedachten Zeitgenossen nicht allzu viel, wenn dieser die von ihm gepflegte Sportart nicht in einen Fitnessplan einzubringen vermag. Tatsächlich kann Sport sogar gesundheitsschädigende Effekte zeitigen, wenn dabei ein einseitiges Training einzelner Organe zulasten anderer erfolgt oder wenn dabei gewisse Körperpartien überstrapaziert werden.

Ein gesundheitliches Engagement sollte vielmehr auf einer Gesamtdiagnose aufbauen und darauf ausgerichtet sein, allfällige Defizite in der Versorgung und in der Beanspruchung der Organe auszugleichen. **Die besten Gesundheitsaussichten bestehen dort, wo sich der gesamte Organismus in einer guten Balance befindet –** allen voran das vegetative Nervensystem, bei welchem eine Dysbalance auf Stress hinweist.

Um in der Präventiv- und Sozialmedizin eine adäquate Mitwirkung der Probanden zu erreichen, ist eine Aufklärung auf breiter Basis unerlässlich. Dafür stehen grundsätzlich mehrere Wege offen, deren vier wichtigste hier kurz aufgeführt seien:

- **Das Web, in welchem die sachdienlichen Informationen im Rahmen mehrerer didaktisch konsolidierter Informations- und Lernroutinen angeboten werden.** Im Zentrum steht ein Lexikon, welches zugleich die Aufgabe eines Zettelkatalogs erfüllt und auf vertiefte Informationen zu jedem Stichwort hinweist. Daneben verschafft eine auf einer umfassenden anatomischen Darstellung aufbauende Symptom-Übersicht die Möglichkeit, Symptome zu lokalisieren und zu deuten. Diese bietet zugleich Orientierungshilfe für telefonische oder physische Kontaktnahmen, letztere über den Weg der Präventions- und Regenerationszentren. Und schliesslich enthält die Domain ein über ein einfaches Suchbaum-System zu erschliessendes Lehrmittel, mit welchen man sich ein medizinisches Grundwissen aneignen kann.

- **Ein Newsletter, der sowohl in Printform wie auch über das Web diffundiert wird.** Dieser enthält sowohl ein Hauptthema in mittlerer Ausführlichkeit und mit Links zu weiteren Informationen wie auch Aktualitäten aus der Welt der Gesundheit und schliesslich Informationen aus der Gesundheitspolitik. Ausserdem wird der Newsletter mit einem Feedback-System in der Form eines TED ausgerüstet, der Rückschlüsse auf die Meinung seiner Empfänger zu bestimmten Themen ermöglicht.

- **Lehrmittel für die Schule, die es ermöglichen, dort gesundheitliche wie auch spezifisch präventiv- und sozialmedizinische Themen zu behandeln.** Dies gemäss dem einst häufig gehörten und noch heute an und in manchen Schulhäusern verewigten Spruch **„Vitae, non scholae discimus" – für das Leben, nicht für die Schule lernen wir.** Die entsprechenden Lerninhalte sollen Schülern ein Basiswissen vermitteln, welches es ihnen später ermöglicht, gesundheitliche Informationen schneller aufzunehmen und umzusetzen. Und dadurch anderseits weniger Gefahr laufen, gewissen Scharlatanen in die Fänge zu geraten. Zugleich soll ihnen die Fähigkeit vermittelt werden, das Web und weitere Informationsmittel für eigene gesundheitliche Orientierungsbedürfnisse wie auch für jene Dritter (wie beispielsweise für jene ihrer Eltern) zu nutzen.

- **Die Zentren für Prävention und Regeneration: Diese Entitäten dienen sowohl als Anlaufstellen zur Deckung von Informationsbedürfnissen wie auch als Ort für konkrete Hilfestellungen.** Und vor allem werden in diesen Zentren auch Seminare abgehalten, Informationsanlässe durchgeführt und der Erfahrungsaustausch gepflegt. Und schliesslich werden hier auch Statistiken über Erfolgsnachweise erarbeitet und Berichte über unerwünschte Neben- und Wechselwirkungen im Nahrungsergänzungsmittelbereich erstellt.

Für die informationsaufgaben wird eine Redaktionskommission bestellt, die bei ihrer Arbeit nicht nur die „offiziellen" Informationen vermittelt, sondern auch Alternativwissen und Alternativmethoden berücksichtigt, wenn diesen die erforderlichen Plausibilitäts- oder minimalen Erfolgsnachweise zugrunde liegen. **Generell gilt der Grundsatz, dass durch die Informationsarbeit innovative Ansätze in Technologie, Methoden, Beratung und Organisation nicht behindert werden sollen.**

Die komplementäre Krankenkasse

Es versteht sich wohl von selbst, dass bei einer Reform des Gesundheitswesens an Haupt und Gliedern **auch das Leistungsbild der Krankenkassen einer entsprechenden Modifikation unterzogen werden muss.** So müsste insbesondere der gesetzlich verankerte Risiko-Ausgleich unter den Kassen stark relativiert werden – beispielsweise durch die Schaffung einer Solidaritätskasse, die die Risiken lediglich partiell und mit einer gewissen Verzögerung in der Zeitachse ausgleicht. Solches im **Bestreben, den bei den Kassen teilweise verloren gegangenen Wettbewerbsgedanken zumindest partiell wieder aufleben zu lassen.** Dies jedenfalls in einem Umfang, der die gesunden und die nach Ge-

sundheit strebenden Mitglieder für die Kassen wieder
attraktiv erscheinen lässt.

Zugleich sollten Versicherte, die sich im Bereich der
Prävention engagieren und sich intensiv für die Erhaltung ihrer Gesundheit und jene ihrer Angehörigen
kümmern, nicht in teure Zusatzversicherungen abge-
drängt – und damit für ihr Engagement faktisch bestraft
– werden, sondern vielmehr eine gewisse Vergünsti-
gung erhalten. Umgekehrt aber sollte darauf verzichtet
werden, die Kranken- in eigentliche Gesundheitskassen
umzuwandeln; vielmehr **sollte das Prinzip der Solidargemeinschaft mit Kostenübernahme im Krankheitsfall
beibehalten werden. Denn dieser Grundgedanke der
Versicherung ist nach wie vor aktuell,** doch bedürfte es
mit Blick zur Fokussierung auf die Sozialmedizin einer
Verschlankung des heutigen Angebots. Spezielle Versi-
cherungsangebote würden sich umgekehrt im Bereich
der Spitzenmedizin aufdrängen.

**Zur Förderung des Präventions- und Regenerationsge-
dankens dagegen sind die bestehenden Versiche-
rungsangebote nicht geeignet.** Vielmehr drängt sich
hier eine Lösung auf, welche darauf abzielt, für ein umsichtiges Verhalten zur Erhaltung der eigenen Gesundheit Anreize zu schaffen, die es den Versicherten auf
der einen Seite ermöglichen, präventive Massnahmen
von der Kasse (mit-)finanzieren zu lassen und auf der
anderen den dank dieses Engagements überdurchschnittlichen Gesundheitszustand auch materiell zu ho-
norieren.

Als dafür wohl am besten geeignete organisatorische
Basis käme hier die bewährte Rechtsform einer Genos-

senschaft in Frage. Dies nach dem Muster einer **Komplementärversicherung, die die Lücke zwischen niedrigster und höchster Franchise nutzt, um den Genossenschaftern die Äufnung eines individuellen Gesundheits-Vorsorgekapitals zu ermöglichen.** Dies in dem Sinne, dass ihnen die entsprechende Summe als persönliches Gesundheitskapital gutgeschrieben wird, während der für die höchste Franchisestufe eingesetzte Versicherungsbetrag bei einer der etablierten Krankenkassen in der Form einer Rückversicherungspolice platziert wird.

Aus diesem Kapital – welches nach Erreichen eines bestimmten Levels von den Versicherten nicht weiter bedient werden muss – werden konventionelle medizinische Hilfestellungen unterhalb der höchsten Franchisestufe bezahlt; weiter steht die Summe für die Inanspruchnahme präventiver und regenerativer Leistungen zur Verfügung. **Damit wird umsichtiges gesundheitsbezogenes Verhalten der Versicherungsnehmer gleich dreifach honoriert:** Erstens durch auf die Dauer günstigere Prämien. Zweitens durch die Übernahme von präventiven Leistungen, die sonst aus der eigenen Tasche bezahlt werden müssten und die dort, wo eine Kostenbeteiligung erforderlich ist, durch die Mitgliedschaft erst noch kostengünstiger erbracht werden können. Und drittens schliesslich durch einen tendenziell überdurchschnittlichen Gesundheitszustand.

Fazit

Die hier vorgeschlagenen Reformschritte basieren allesamt auf realen Grundlagen. Ob sie sich in der dargelegten Art und Weise realisieren lassen und ob damit die skizzierten Resultate erreicht werden können, hängt einerseits von den Möglichkeiten ihrer Durchsetzung und anderseits davon ab, ob die Umsetzung unter den hier beschriebenen Annahmen vollzogen werden kann. Unter der Voraussetzung, dass dies gelingt und dass das Vorhaben nicht dem Sperrfeuer der davon tangierten Kreise der Gesundheitsbranche erliegt, welchen damit scheinbar oder tatsächlich auf den Schlips getreten wird, darf von folgenden positiven Effekten ausgegangen werden:

- Die **diagnostischen Leistungen** im gesamten medizinischen Bereich **werden nachhaltig verbessert** und die heute häufig auftretenden Fehldiagnosen können wohl grösstenteils ausgeschlossen werden.

- Zwischen Publikum und medizinischen Anlaufstellen (primär Allgemeinpraktikern) wird **ein „Gesundheits-Intermediär" institutionalisiert**, der die Ärzte entlastet und zugleich das Hauptinstrument der medizinischen Qualitätskontrolle initialisiert.

- Es wird eine vor allem von Allgemeinpraktikern getragene **medizinische Qualitätssicherung eingeführt,** die diesen Namen verdient, vergleichsweise kostengünstig ist und die Sicherheit für die Patienten nachhaltig verbessert.

- **Stress,** der heute mit rund 80 % aller gesundheitlichen Störungen und mit über 95 % aller chronischen Leiden direkt oder indirekt assoziiert ist, kann **zuverlässig analysiert und effizient bekämpft werden.**

- Patienten erhalten die Möglichkeit, **sich in gesunder Umgebung zu etablieren** und aufzuhalten, wodurch sich ihre Gesundheitsaussichten dramatisch verbessern.

- Durch die Bereitstellung und die **Aufnahme physiologisch optimierten Wassers** verbessern sich die gesundheitlichen Aussichten der Hausbewohner beträchtlich. **Verbessert werden auch Verdauung, Metabolisierung und Anti-Aging-Effekte.**

- Durch die Einführung und Etablierung der Regenerationszentren mit ihren multiplen Angeboten an präventiven, diagnostischen und therapieunterstützenden Leistungen werden die **medizinische Versorgung und die allgemeinen Gesundheitsaussichten nachhaltig verbessert.**

- Die **Versorgung der Bevölkerung mit wichtigen Mikronährstoffen wird optimiert**, ebenso der Informationsstad über diese Supplemente. Zugleich werden die Nahrungsergänzungsmittel tendenziell verbilligt.

- Die **Information, die Selbstkompetenz und die Autonomie der Patienten** werden nachhaltig optimiert.

- Die **Finanzierung der Präventivmedizin wird auf eine neue Basis gestellt**, wodurch ihr Gewicht und ihre personell, organisatorisch und wirtschaftlich entlastende Wirkung im allgemeinen medizinischen Betrieb deutlich verbessert werden kann.

- Die **positiven Auswirkungen der Massnahmen auf die allgemeinen Gesundheitskosten** und die Kassenprämien dürften bei einer flächendeckenden Einführung beträchtlich sein. Nach vorsichtigen Schätzungen könnte der Gesamteffekt bei etwa 30 % oder höher liegen.

Voraussetzung für die Erreichung solcher und weiterer Effekte, die sich positiv sowohl auf die Volksgesundheit wie auch auf die weitere Entwicklung der Gesundheitskosten auszuwirken versprechen, bildet jedoch **der Mut, sich von den unsäglichen und stets wieder in neuen Varianten daherkommenden Strategien loszusagen, die die Gesundheitspolitik von einem Hornberger Schiessen ins nächste führen.** Und sich stattdessen kritisch und fundiert mit der Frage zu beschäftigen, welche Massnahmen im Bereich der Sozialmedizin getroffen werden können, um diese in eine neue Phase der Kosteneffizienz zu führen.

Eine Kernfrage:

Und wo, bitte, bleibt der Patient?

Seit geraumer Zeit schon geistert die Frage der Qualitätssicherung im Gesundheitswesen in den Köpfen der
auf den Gesundheitsbereich fokussierten Entscheidungsträger in der Politik, in der Verwaltung und bei
den Krankenkassen herum. Derzeit beisst man sich gerade an der Frage der Sanktionsmöglichkeiten gegenüber Leistungsträgern fest, die aus qualitativer Sicht
zu wünschen übrig lassen. Und dies, obwohl es bislang
nicht gelungen ist, zu einem Konsens über die Defini-
tion der Qualität per se zu gelangen. Dabei wäre es bei
solch grundlegenden Diskussionen stets hilfreich zu
wissen wovon man eigentlich spricht. Das führt direkt
zur provokativen Frage: Warum nicht einmal auch
über die Patienten und über deren Interessen und Bedürfnisse sprechen?

**Derzeit ist die gesamte Gesundheitsbranche so sehr
mit sich selber beschäftigt, dass für die Patienten
kaum mehr Zeit und Platz bleibt.** Eine Art Déjà-vu: Die
Situation gemahnt an jene der alten Eisenbahngesell-
schaften, die zwar – noch ohne jede IT-Unterstützung –
hervorragende Fahrpläne hervorbrachten, aber sich
sehr darüber ärgerten, dass ihnen in der Praxis häufig
die Passagiere in die Quere kamen. Doch eines Tages
kamen einige pragmatisch denkende Marketing-
Fachleute dahinter, dass die Bahn eigentlich für die
Passagiere da sein müsste und nicht umgekehrt. Von

diesem Zeitpunkt an wurde schrittweise alles anders: Der Information der Passagiere wurde nach und nach erste Priorität eingeräumt, und so kommt es, dass – zumindest was die Schweiz betrifft – der heutige Bahnverkehr mit jenem der Fünfziger Jahre des vergangenen Jahrhunderts ausser den Schienen nur noch approximative Ähnlichkeiten aufweist.

Der Patient: Klient oder Opferlamm?

Dieser Paradigmenwechsel – den immerhin einige Privatkliniken schon vollzogen haben – würde sich auch im Gesundheitswesen aufdrängen, wo die Patienten noch mancherorts als Manövriermasse zwischen den ihre Stellungen verteidigenden Pressure Groups hin- und hergeschoben werden. Immerhin hat sich das Klima in den letzten Jahren so verändert, dass man dies die Patienten wenigstens die unkritischen unter ihnen nicht mehr direkt fühlen lässt. Nun könnte jedoch die Neudefinition und Reform der Sozialmedizin Gelegenheit bieten, **die Patienten wieder in den Mittelpunkt zu stellen – was umso sinnvoller wäre, als ja der ganze Medizinbetrieb ihretwegen aufgebaut wurde und mit immensen Summen am Leben erhalten wird.**

Die Idee, die Patienten massgeblich am Gesundheitswesen zu beteiligen – bisweilen auch als „Patienten-Gewerkschaft" bezeichnet – ist zwar nicht neu, führte sie doch seinerzeit zur Gründung etlicher Patienten-Organisationen und Selbsthilfegruppen. Inzwischen rekrutieren sich jedoch immer mehr Vorstände dieser Entitäten vornehmlich aus dem Ärztestand – was fast zwangsläufig dazu führt, dass auch dort die Leistungserbringer und nicht die Leistungsempfänger das Sagen haben.

Was aber heisst es, die Patienten in den Mittelpunkt zu stellen? Nicht mehr und nicht weniger, als dass **bei jeder neu definierten oder neu zu definierenden medizinischen, paramedizinischen oder anderen gesundheitsrelevanten Leistung die Frage in den Raum zu stellen ist, welchen konkreten Nutzen die Patienten aus deren Anwendung zu ziehen vermögen.** Und dass die gleiche kritische Frage in einer bestimmten Periodizität auch für bestehende Leistungen zur Diskussion gebracht wird. Das dürfte im Idealfall dazu führen, dass die Leistungserbringer sich vermehrt um die Interessen ihrer Klientel als um ihre eigenen zu kümmern beginnen. Und zwar allein dadurch, dass sie gezwungen werden, sich mit diesen Interessen pragmatisch wie auch emotional auseinanderzusetzen.

Beispiel Prostata-Behandlungen

So müsste – um hier ein sattsam bekanntes Beispiel zu nennen – im Falle von Prostata-Vergrösserungen, bei denen es offenbar mehr Operationen gibt als wirklich ernsthafte Fälle, die Kriterien für eine Operation neu überdacht werden – aber auch die Alternativen, die sich dazu im Bereich der Medikation und allenfalls auch der Selbstmassage bieten. Dies wäre **ein Procedere, bei dem sich die Leistungserbringer selbst kontrollieren und gegebenenfalls auch einschränken können.** Dies im Gegensatz zu den überdimensionierten Qualitätskontroll-Konzepten linker Observanz, bei denen es lediglich darum geht, den unproduktiven Beamten-

Apparat bis zum geht-nicht-mehr auszubauen statt im Interesse der Patienten etwas Gutes zu tun.

Ein derartiges Qualitätssicherungs-Konzept mit einem Institut und jährlichen Betriebskosten in multipler Millionenhöhe – und dies selbstverständlich zulasten der Versicherungsnehmer – lag uns vor einiger Zeit vor. Dabei fiel zunächst einmal auf, dass es sich die Autoren ersparten, den medizinischen Qualitätsbegriff auch nur im Ansatz zu definieren. Und weiter wurde ersichtlich, dass sich der Kontrollaufwand für die Betroffenen (Ärzte, Spitäler, Apotheker, Pflegepersonal) enorm vergrössert und beispielsweise dazu geführt hätte, dass die Mediziner die ohnehin schon knapp bemessenen Zeiten für den Patienten-Kontakt weiter hätten einschränken müssen. **Die medizinische Qualitätskontrolle hätte somit – um hier eine bekannte Metapher von Karl Kraus abzuwandeln – einen grossen Teil jener Probleme generiert, die sie zu lösen vorgab.**

Der entsprechende Entwurf nahm übrigens auch keine Rücksicht darauf, dass ein überwiegender Teil der Krankenhäuser bereits entsprechende Systeme zur Sicherung der Behandlungs- und Pflegequalität eingeführt hatte, nachdem die Presse wiederholt über entsprechende Fehlleistungen und Skandale berichtet hatte. Und er nahm auch nicht zur Kenntnis, **dass es zur Qualitätskontrolle einer gesicherten Grundlage bedarf**, auf welcher die therapeutischen Konzepte aufzubauen sind und die in der Folge auch der Anlage eines Dossiers dienen kann, welches wiederum die Basis einer kontinuierlichen Qualitätskontrolle bildet.

Welchem Qualitätsbegriff müsste eine medizinische Qualitätskontrolle zugunsten der Patienten entsprechen?

Mit anderen Worten: **Um glaubhaft zu sein, müsste die medizinische Qualitätskontrolle auf der Basis einer gesicherten Diagnose initialisiert werden können.** Oder banal ausgedrückt: Um die Heilung einer Krankheit nachweisen zu können, müsste man wissen, um welche Krankheit es sich denn überhaupt handelt. Auch eine derartige inhärente Logik suchte man im entsprechenden Konzept der schweizerischen Landesregierung vergeblich.

Umso grossmauliger verkündete das Paper anderseits, Medikationen und therapeutische Konzepte auf deren Relevanz und Wirksamkeit hin prüfen zu können. **Dies durch Apparatschicks nota bene, die wohl kaum zu beurteilen wissen, wie und nach welchen Kriterien ein Medikament seine Wirkung entfaltet und/oder unerwünschte Nebenwirkungen zeitigt.** Die heute üblichen Beipackzettel in Medikamentenpackungen, die angeblich zur Information der Patienten gedacht sind, geben bereits eine Horrorvorstellung ab, die wohl durch die „Qualitätssicherung" noch potenziert worden wäre.

Auch dazu ein Beispiel aus der Praxis: An anderer Stelle in diesem Werk wird über das ungelöste – ja noch nicht einmal zur Kenntnis genommene – **Problem der starken Zunahme von Stress-Symptomen unter dem Einfluss von Elektrosmog** berichtet. Stress wiederum ist mit rund 80 % aller Krankheiten und mit über 95 % aller chronischen Leiden direkt oder indirekt assoziiert. Und in einem anderen Kapitel ist von Schwermetall-Belastungen die Rede, die nicht nur Krankheiten auslösen, sondern auch die Wirkungen von therapeutischen Massnahmen stark beeinträchtigen können.

Frage: **Wie soll ein Institut medizinisch-pharmazeutische Qualitätskontrolle betreiben können, wenn nicht einmal solch fundamentale Fragen der therapeutischen Effizienz thematisiert werden?** Und wenn man bei einem Patienten im Gefolge eines nicht behobenen Wissensdefizits nicht einmal weiss, ob und in welchem Masse er überhaupt therapiefähig ist?

Wenn also die medizinische Qualitätssicherung – die bei einer professionellen und nicht politisch induzierten Umsetzung durchaus Sinn macht – im Dienste der Patienten stehen soll, so müssen **zunächst die Bedingungen für die Beurteilung medizinischer Qualität geschaffen werden können** – unter anderem durch die Frage, welchen Nutzen denn die Patienten aus Prävention und Therapie zu ziehen vermögen. Auch dazu könnte im Zuge einer Reform der Sozialmedizin an Haupt und Gliedern eine valable Grundlage geschaffen werden.

Zweiklassen-Medizin und sozialmedizinische Verantwortung:

Die Sozialmedizin braucht einen neuen Kompass!

Durch die Entwicklungstendenzen in der pharmazeutischen Industrie, welche die Akteure zu immer weiteren und kostspieligeren Schritten zwingt, wenn sie ihre Stellung in einem zunehmend gesättigteren und kompetitiveren Markt behaupten wollen, ist der Weg in die Zweiklassen-Medizin faktisch nicht mehr aufzuhalten. Diese schon in der Einleitung dieser Publikation getroffene Feststellung wird durch den aktuellen Mainstream in Richtung personalisierte Medizin noch weiter akzentuiert. Deshalb ist es höchste Zeit, dass sich der Staat auf seine gesundheitspolitischen Aufgaben besinnt, die nicht in der Förderung der Spitzenmedizin und einem Ausufern der Prämienverbilligungsbeiträge, sondern in der Ermöglichung einer effizienten Sozial- und Präventivmedizin liegen.

Personalisierte Medizin als Grenzfall für die Krankenkassen

Denn die Personalisierung zwingt deren Akteure zu einer Strategie, die für jeden Einzelfall nicht nur die richtigen Medikamente, sondern auch die adäquaten therapeutischen Zugänge bereithält. Und diese Strategie ist selbst unter Ausschöpfung aller Rationalisierungsmöglichkeiten wesentlich teurer, als wenn nach einer Diagnose oder aufgrund einer Anamnese auf ein bewährtes Massenprodukt mit breitem Applikationsspektrum zurückgegriffen werden kann. Folgerichtig **hat die personalisierte Medizin denn auch grosse Diskussionen über ihre Finanzierbarkeit ausgelöst.**

Tatsächlich dürfte es wohl auf der Hand liegen, dass hier die Krankenkassen selbst dann nicht mehr mithalten können, wenn die durch einen Return on Investment belasteten Anfangspreise sich vom aktuellen Millionen-Level in die Kategorie der Tausenderpreise herunterbrechen lassen. Denn **mit den ersten marktfähigen Produkten und Strategien wurde die Büchse der Pandora aufgemacht** und es gibt wohl wenige Optionen, den Deckel wieder dicht zu machen – zumal die bisherigen therapeutischen Resultate, die mit dieser Strategie erzielt werden konnten, fast durchwegs überzeugend sind.

Eine Medizin für die Reichen und Informierten?

Allerdings dürfte **die Anwendung zunächst weitgehend jenen vorbehalten bleiben, die die entsprechenden Behandlungen selbst bezahlen können.** Und das sind wohl nicht wenige, wenn man die Tendenzen zur Einkommens- und Vermögensentwicklung auch in den Schwellenländern betrachtet. Letztlich – und das dürfte wohl auch die Überlegung der in dieser neuen Sparte führenden pharmazeutischen Bertriebe sein – kann die Versorgung von einer Million Gutbetuchter interessanter sein als die Bedienung eines stark umkämpften

Marktes von mehreren hundert Millionen Menschen mit Produkten im Minimargenbereich.

Neben einer materiellen „upper class", die sich praktisch jede noch so teure medizinische Versorgung leisten kann, gibt es indessen noch **ein zweites, bereits wesentlich grösseres Kontingent an „upper class"- Patienten**. Es sind jene, die aufgrund ihres Bildungsstands und ihrer Gewandtheit beim Recherchieren von Sachverhalten wie auch beim Beurteilen von Zusammenhängen gezieltere und effizientere Massnahmen initialisieren können.

Dieser Wissensvorsprung muss indessen nicht unbedingt ein Vorteil sein, gibt es in dieser Kategorie doch **auch ein bedeutendes Kontingent von Internet-Hypochondern, die das Gesundheitssystem – zum Glück häufig meist auf eigene Kosten – masslos übernutzen**. Letztere verfügen zumeist auch über ein ganzes Arsenal diagnostischer Systeme, mit welchen sie ihre Spekulationen bestätigen oder alternieren können. Und die beim leisesten Anflug eines Verdachts auf ein mögliches gesundheitliches Problem gleich das Schlimmste befürchten und glauben, medizinische Hilfe in Anspruch nehmen zu müssen. Davon unterscheiden sich wiederum jene, die einen umsichtigen Lebensstil pflegen und ihren Wissensvorsprung dazu nutzen, um im Bereich der Prävention ein verantwortungsvolles Verhalten an den zu Tag legen.

Zu diesen beiden Kategorien muss man sich in der Gesundheitspolitik nicht unbedingt Gedanken machen; das Einzige, **was es hier politisch zu verhindern gilt, ist der „Druck der Strasse", der einen gleichen, letztlich**

aber unbezahlbaren Versorgungsgrad für alle verlangt. Vielmehr ist die Tatsache einfach hinzunehmen, dass es nun mal verschiedene Einkommensstufen gibt, deren höchste auch höherpreisige Versorgungsmöglichkeiten in Anspruch nehmen können und dass sich daran in absehbarer Zeit wohl kaum etwas ändern dürfte. Man denke in diesem Zusammenhang bloss etwa an den blühenden, von vermögenden Kranken alimentierten Gesundheits-Tourismus, der sich in den letzten Jahren vielerorts als lukratives Geschäft etabliert hat.

Die gesundheitsbezogenen Aufgaben des Staates liegen in der Präventiv- und der Sozialmedizin...

Hier ist insbesondere die politische Linke besser beraten, wenn sie sich bewusst in der Sozial- und Präventivmedizin engagiert statt versucht, ihrer Klientel vorzugaukeln, die sogenannte Spitzenmedizin sei über den Weg des fiskalischen Ausgleichs der Klassenunterschiede für alle möglich. Allenfalls möge man in diesem Zusammenhang als Lerninhalt zur Kenntnis nehmen, dass es auch in sozialistischen Gesellschaften Spitzenmedizin gibt – bloss ist sie dort den Funktionären und anderen Günstlingen der herrschenden Klasse vorbehalten. Und noch ein weiterer Aspekt zum Thema: **Spitzenmedizin korrigiert wohl in der Mehrzahl ihrer Inanspruchnahme das, was auf der Stufe der Prävention versäumt wurde.**

Damit dürfte auch klar werden, dass der Staat nicht eine Individual- sondern vielmehr eine sozialmedizinische Aufgabe hat. Will heissen: Er hat **die erforderlichen Rahmenbedingungen zu schaffen, die es ermöglichen,**

der Gesamtbevölkerung eine gute medizinische Versorgung angedeihen zu lassen und sie vor gesundheitlichen Beeinträchtigungen zu bewahren.** Damit er dies
tun kann, muss er zunächst einmal seine sozialmedizinischen Aufgaben definieren können. Dabei handelt es
sich um einen Prozess, in dessen Rahmen der State oft
the Art in Prävention und medizinischer Versorgung periodisch überprüft, à jour gehalten und auf dessen Relevanz für die Sozialmedizin diskutiert werden muss.

So zum Beispiel sind Aufgaben wie die Prävention von
Epidemien und von Volkskrankheiten wie auch die Seu-
chenbekämpfung und die medizinische Basisversorgung
klar dem sozialmedizinischen Bereich zuzuordnen, wogegen jede aufwändige personenbezogene Behandlung
– darunter insbesondere auch die personalisierte Medizin – dem individualmedizinischen Bereich zuzurechnen
sind. Innerhalb des sozialmedizinischen Bereichs wiederum sind jene Aufgaben zu definieren, welche von
den Betroffenen selbst getragen werden können, und
solchen, die soziale Beihilfe erfordern. So ist es beispielsweise **kaum nachvollziehbar, wenn derzeit die
Leistungen der Grundversicherung stetig ausgebaut
werden, während man umgekehrt immer mehr Versicherten Beihilfen zur Bezahlung ihrer Krankenkassen-
prämien ausrichtet.** So kassiert in der Schweiz derzeit
fast jede dritte Person Prämienverbilligungsbeiträge.

… und ihrer Bezahlbarkeit

Dafür werden anderseits vergleichsweise kostengünstige Massnahmen, die der Prävention von Krankheiten
dienen und dadurch einen sinnvollen Beitrag zur Senkung der Gesundheitskosten leisten könnten, den Er-

gänzungs- und Spezialversicherungen zugeordnet. Dort werden sie leichtgläubigen Personen zu überhöhten Kosten angedreht, statt dass man den präventionsbeflissenen Versicherungsnehmern einen Bonus zukommen lässt. Die **Versicherungsgesellschaften erhalten so die Chance, im Bereich der Gesundheitsvorsorge einen Teil jener Margen zu generieren, die ihnen im hart umkämpften Basismarkt entgehen. Eine verkehrte Welt,** die aber absolut typisch ist für unsere aktuelle Gesundheitspolitik.

Eine Reform des Gesundheitswesens müsste demzufolge genau hier ansetzen und **unter dem Aspekt der Sozialmedizin das Notwendige vom Wünschbaren und vom längerfristig nicht Bezahlbaren trennen.** Dazu bedarf es jedoch des Mutes, eine Grundsatzdiskussion über medizinische Belange und Sachverhalte auf pragmatischer Ebene führen zu wollen und nicht permanent bei emotionsgeladenen Details und Einzelfall-Darstellungen einzuknicken. Sondern dabei vielleicht auch den Gedanken populär zu machen, dass **soziales Verhalten unter anderem durch die Art und Weise geprägt wird, wie der Mensch mit den Erfordernissen zur Erhaltung seiner Gesundheit umgeht.**

Eine weitere Hürde für ein bezahlbares
Gesundheitswesen:

In der Gesundheitspolitik hat Innovation ein gutes Image, aber schlechte Karten

Wenn die Kostenentwicklung im Gesundheitswesen seit mehreren Dezennien nur eine Richtung kennt – nämlich steil nach oben – so ist dies unter anderem darauf zurückzuführen, dass Innovationen, die nebst signifikanten Kosteneinsparungen auch gesundheitliche Vorteile für die Patienten mit sich bringen würden, von den Registrierungs- und den Zulassungsbehörden stark behindert werden – unter anderem durch eine restriktive und mit verschiedensten Unwägbarkeiten behaftete Zulassungspraxis, die die Grosskonzerne favorisiert, welche ihrerseits an kostendegressiven Massnahmen kein Interesse haben.

Das Beispiel einer neuartigen Basistechnologie zur Verarbeitung des naturidentischen Bindegewebsstoffs Kollagen zeigt die Hürden auf, welche sich einer vielversprechenden Innovation entgegenstellen, die den Interessen der Global Player am Markt zuwiderläuft und sich zugleich einem extrem aufwändigen und mit Unsicherheiten gespickten Zulassungsprozedere gegenübersieht, das selbst risikofreudige Investoren abschreckt. Insgesamt läuft der gesundheitspolitische

Mainstream derzeit in eine Richtung, die den Gesundheitsmarkt trotz gegenteiliger Beteuerungen zu Tode regulieren möchte statt innovative Ideen und Initiativen zu fördern. Womit sich die Politik auch hier im Wege steht, wenn sie gross deklamiert, etwas zur Kostendämpfung im Gesundheitswesen unternehmen zu wollen.

Warum Innovationen im Gesundheitsbereich nicht vorankommen...

Jede konkurrenzfähige Wirtschaft ist auf gute Innovationen angewiesen, um ihre Stellung auf Dauer halten zu können. Aber wie sieht es im Gesundheitsbereich aus? Auch hier müssten die in diesem Markt aktiven privaten und öffentlichen Betriebe neue Erkenntnisse und Ideen umsetzen und Reformen durchsetzen können, damit die Branche weiterhin ihre Aufgaben wahrnehmen und ein vernünftiges Verhältnis von Kosten und Leistungen bieten kann. **Leider ist hier jedoch eine Überregulierung zugange, die ihresgleichen sucht.** Wird die Branche bereits durch die sich zum Teil bis aufs Blut bekämpfenden Marktteilnehmer und durch die Interessengegensätze zwischen den politischen Gruppierungen und ihren Exponenten ordentlich paralysiert, tun die behördlichen Stellen darüber hinaus noch ihr Möglichstes, um neue Lösungsansätze im Keim zu ersticken.

Tatsächlich verstehen sich Registrierungs- und Vollzugsbehörden im Gesundheitsbereich als Institutionen, die die ihnen unterbreiteten Produkte und Verfahren kritisch überprüfen und die – um ein altes geflügeltes

Wort zu zitieren – wenn sie darin kein Haar finden, so lange das Haupt darüber schütteln, bis eines drauffällt. **Tatsächlich sehen sich diese Stellen primär als Barrieren, die verhindern sollen, dass inadäquate Produkte und Methoden in die Hände von medizinischen Leistungserbringern und/oder Patienten gelangen.** Schon allein ein pragmatisches Abwägen von Nutzen und Risiko – wie dies bisweilen von der US-Behörde FDA praktiziert wird – ist für viele dieser Behörden unvorstellbar.

So ist es denn nicht weiter verwunderlich, dass viele gute Ideen, Konzepte, Verfahren und Produkte auf der Strecke bleiben. **Verschlimmert wird die Situation dadurch, dass die grossen Player der Branche massiv bevorzugt werden:** Während ein kleines Unternehmen angesichts der zum Teil exorbitanten Kosten einer Registrierung schon bald einmal die Segel streichen muss, können multinationale Konzerne dank ihrer Marktmacht und ihrer vollen Kriegskassen lange mithalten. Und was tendenziell noch schlimmer ist: Diese beschränken sich auf Entwicklungen, die nicht nur Aussichten auf gute Erträge, sondern auch auf einen ordentlichen Patentschutz eröffnen. Dies, während, effizientere Verfahren und Substanzen, die im Grundsatz bereits bekannt und nicht mehr schutzfähig sind, aus naheliegenden Gründen auf keinerlei Interesse stossen. **Kein Wunder also, wenn dabei extrem teure Entwicklungen wie beispielsweise jene in Richtung personalisierter Medizin favorisiert werden, während Erzeugnisse und Systeme, die die zu einer günstigeren Kostenstruktur beitragen könnten, chancenlos bleiben.**

Bei den im Kapitel „Regenerationszentren" vorgeschlagenen vier Annex-Leistungskategorien handelt es sich denn auch durchwegs um solche Neuentwicklungen oder modernisierte Reprisen. Sie haben – obwohl erprobt und nachweisbar hoch-effizient – unter den gegebenen Strukturen kaum eine Chance auf eine Markteinführung. **Die dorsale Regeneration zum Beispiel steht in direkter Konkurrenz zu einer marktdominanten chirurgischen und pharmazeutischen Industrie, die metabolische Remission stört die Kreise der Ernährungswirtschaft und die Internisten, die Osteo-Regeneration stellt sich der Alters-Orthopädie in den Weg und die neurovegetative Regulationsdiagnostik befindet sich in diametraler Konkurrenz zu Psychiatrie und Psychotherapie, die das lukrative Feld gerne für sich monopolisieren möchten.**

...exemplifiziert an einem Fall aus der Chirurgie und der Zahnmedizin

Um die Dramatik dieser Situation zulasten innovativer Kräfte und potentiell betroffener Patienten mit den nötigen Nachhaltigkeit darzustellen, sei hier **ein Beispiel aus der Praxis erwähnt, welches zeigt, welche Verbesserungsmöglichkeiten sich der Gesundheitsbereich mit der faktischen Bekämpfung innovativer Ansätze entgehen lässt:** Im Mittelpunkt steht dabei die Entwicklung eines neuartigen Mikro-Extrusionsgeräts, mit welchem sich Flüssigkeiten von mittlerer bis höherer Viskosität durch eine enge Düsenöffnung von weniger als 1 mm austragen lässt. Die Düse verfügt über eine vorgelagerte Mischkammer und eine Durchfluss-Konstruktion, welche dank eines speziellen Fluidfilms praktisch ohne Wandreibung arbeitet und dabei selbst bei der Verarbeitung hochvisköser Stoffe nicht verstopft und stets eine gleichbleibende Menge des Materials passieren lässt. Diese Mikroextrusions-Düse wurde entwickelt, um das in der Praxis schwierig zu verarbeitende Kollagen auszutragen und zu formen.

Das mit diesem Equipment ausgetragene hochreine medizinische Kollagen lässt sich zu Prothesen aller Art verarbeiten, welche gegenüber den aus anderen Materialien – wie z.B. Titan – gefertigten Stücken den Vorteil aufweisen, dass das **Material inhärent antiseptisch und körperidentisch ist, d.h. keinerlei Abstossungs- oder andere Inkompatibilitäts-Reaktionen hervorruft.** Das System hat seinen Proof of Concept vor einiger Zeit dadurch erbracht, dass mit seiner Hilfe der weltweit erste reissfeste chirurgische Nähfaden aus reinem Kollagen hergestellt werden konnte. Von den unzähligen chirurgischen Applikationen, die sich dank dieser Verarbeitungsoption realisieren lassen, seien bloss deren fünf erwähnt, welche besonders spektakulär erscheinen:

Bioidentische chirurgische Nähfäden
Anstelle der natürlichen, primär aus argentinischen Rinderdärmen gefertigten Catgut-Fäden wurde nach der BSE-Epidemie (mad cows), welche auch auf Menschen übergreifen konnte, **in aller Eile und ohne die üblichen Körperverträglichkeits-Langzeitstudien Synthetika zertifiziert**, die heute noch weltweit im Einsatz stehen. Es sind dies Materialien, von denen man allerdings heute noch nicht weiss, wie sie sich nach ihrer Hydrolisierung im Körper auswirken.

Mit dem Mikroextrusionssystem kann demgegenüber aus hochreinem Kollagen ein inhärent antiseptischer

chirurgischer Nähfaden gefertigt werden, der sowohl in der Oberflächenbeschaffenheit wie auch in Funktion und Applikation gegenüber den synthetischen Materialien signifikante Vorteile aufweist. Da er aus einer körpereigenen Substanz besteht, provoziert er keine Unverträglichkeitsreaktionen und dank seiner inhärent antiseptischen Eigenschaften besteht kein Risiko einer Entzündung. Von der Anwendung her bietet er – analog zum verbotenen Catgut – den Vorteil einer rauen Oberfläche, was ihn im Gewebe rutschfest macht. Und schliesslich weist er in der Applikation den Vorteil auf, dass er an den Fadenenden verklebt werden kann und dass anderseits der vom Chirurgen konventionell geknüpfte „gleitende Knoten" sich nicht wieder lösen kann.

Coatings für Transplantate und Implantate
Die körperidentischen und zugleich antiseptischen Eigenschaften des Kollagens ermöglichen es, Transplantate wie Herzen und Nieren mit einem Coating zu versehen, welches Abstossungsreaktionen ausschliesst und es gestattet, mit einem Minimum an immunosuppressiven Medikamenten und ergänzenden Massnahmen auszukommen. Solche Coatings können standardmässig auch für synthetische Implantate verwendet werden, um negative Irritationen auszuschliessen und eine rasche Akzeptanz der Artefakte im Organismus zu gewährleisten. Schliesslich kann das Material unter Zusatz von Verfestigern auch für die Herstellung oder das Coating von Kathetern verwendet werden, deren Einsatz oft mit Komplikationen wie schlechtem Sitz und/oder Sepsis verbunden ist.

Sehnen und Bänder

Aus dem chirurgischen Nähfaden können Sehnen und Bänder gewoben werden, welche selbst die natürlichen Verbindungselemente im menschlichen Körper an Elastizität und Reissfestigkeit noch übertreffen. Diese „Ersatzteile" aus natürlichem Material können mittels eines Kollagenklebers von analoger Qualität an den Knochen fixiert werden. Durch die Möglichkeit ihres Einsatzes anstelle der natürlichen, von Rissen (Kreuzband- und Achillessehnenrisse) ausser Funktion gesetzten Bänder und Sehnen lassen sich die **Arbeitsausfall- und Rekonvaleszenzzeiten dramatisch verkürzen** – letztere von 5 bis 8 Monaten auf ca. 2 bis 3 Wochen. Eine sowohl für die betroffenen Patienten wie auch für die Kostenträger äusserst attraktive Alternative zur heutigen Praxis.

Stents (Gefäss-Implantate)

Sogenannte Stents zur Verstärkung oder Ausweitung arterieller und venöser Blutgefässe sind wegen der heute verwendeten Materialien, die mit den Baustoffen der Gefässe nicht identisch sind, a priori mit gewissen Problemen behaftet, die bei der Verwendung von medizinischem Kollagen wegfallen. Da es sich bei Kollagen um eine körpereigene Substanz handelt, welche auch im Gewebe der Blutgefässe einen dominanten Bestandteil bildet, **wird das für die Herstellung von Stents verwendete Kollagen nach und nach integriert,** bzw. vor Ort als verstärkender Baustoff genutzt. Der aus Kollagen gefertigte Stent wird dabei wie üblich mittels eines Ballonkatheters ins betroffene Gefäss eingeführt und an der Problemstelle fixiert. Er verstärkt dadurch das Gefäss dauerhaft und risikoarm an der richtigen Stelle.

Dentalbereich

Eine interessante und unter allen Aspekten sehr hilfreiche Applikation eröffnet sich dem Kollagen im dentalmedizinischen Bereich. Dies einerseits als Grundmaterial für die Herstellung von Zahnimplantaten, anderseits als Alternative für die heute im Gebrauch stehenden Füllstoffe. **Im Bereich der Zahnimplantate bietet Kollagen den Vorteil einer gewissen Elastizität, wie sie auch für natürliche Zähne gilt.** Dadurch wird es möglich, sowohl die obere wie auch die untere Zahnreihe mit Implantaten aus einer Verbindung von Hydroxylapatit und Kollagen zu bestücken. Dies im Gegensatz zu Titan, das sich seiner Härte zufolge nicht für die beidseitige Verwendung anbietet; die mechanische Beanspruchung der Kieferknochen wäre zu gross und der Beisskomfort liesse arg zu wünschen übrig.

Innovationsresistenz versus Volksgesundheit

Beträchtliche Vorteile bietet ein aus Hydroxylapatit und Kollagen gebildetes natürliches Komposit-Material auch als dentaler Füllstoff: Dieser weist nicht nur den Vorteil einer relativ einfachen Handhabung (einfacher als Amalgam) und eines guten Randschlusses (was bis dato den grossen Vorteil von Amalgam darstellt) auf. Sondern **gleichzeitig liesse sich mit der zügigen Einführung dieses Materials und der entsprechenden Applikationstechnik ein grosses medizinisches Problem lösen,** welches heute noch kaum zur Kenntnis genommen bzw. verdrängt wird: Die systematische Vergiftung grosser Bevölkerungskreise durch Amalgam bzw. durch das in diesem klassischen Dental-Füllstoff enthaltene Quecksilber. Bekanntlich werden in Deutschland noch immer Amalgamversorgungen dank ihrer Kostenvorteile von den Krankenkassen bevorzugt finanziert. Wobei sich diese damit ins eigene Fleisch schneiden, sind doch unzählige Beschwerden direkt oder indirekt auf die Wirkung dieses Schwermetalls zurückzuführen. Denn:

Schwermetalle aus erodierenden Zahnfüllungen und -aufbauten lagern sich nicht nur in den Knochen und im Fettgewebe ab, wo sie für eine permanente leichte Gift-Ausschüttung sorgen, sondern – was ungleich schwerer wiegt – sie **blockieren Enzyme, die für die Metabolisierung unzähliger Mikronährstoffe und Schutzstoffe lebenswichtig sind.** Eine Unterversorgung des Organismus mit diesen Stoffen kann eine Vielzahl von Beschwerden mit anfänglich unklarer Diagnose und diffuser Ätiologie provozieren. Mit dem natürlichen Komposit-Material aus Hydroxylapatit und Kollagen steht nun eine Alternative zur Verfügung, die möglicherweise bereits bei der Anwendung noch kostengünstiger ist als Amalgam – ganz zu schweigen von den Folgekosten. Und die **zugleich die Versorgung der Dentalpatienten auf eine neue gesundheitliche Basis stellt, die frei ist von unerwünschten Nebenwirkungen,** wie sie bei Amalgam in der Regel erst Jahre oder Jahrzehnte später zum Tragen kommen.

Zugleich wird dadurch **eine Steilvorlage geschaffen für die flächendeckende Sanierung von Amalgam-Versorgungen,** die nur wirklich dann Sinn macht, wenn der Amalgam-Füllstoff durch ein optimal körperverträgliches Material ersetzt wird. Und dies vorzugsweise nicht durch einfaches Ausbohren der alten Füllungen – wodurch der Organismus mit Schwermetallen überschwemmt und das Problem lediglich verschlimmert wird –, sondern durch die sorgfältige Absaugung der sich dabei bildenden Quecksilberdämpfe aus dem Mund der Patienten und durch die Anlage eines Kofferdamms zur Verhinderung der Aufnahme von Quecksilber über die Schleimhäute. Ungeachtet des relativ hohen Aufwands eines solchen Prozederes könnte mit dem umsichtigen Ersatz von Amalgam-Füllungen nicht nur der Gesundheitszustand Betroffener deutlich verbessert, sondern **es könnten auch Gesundheitskosten eingespart werden**, sind doch Quecksilbervergiftungen in der Regel sehr langwierig und mit einer erheblichen Gesundheitsgefährdung verbunden. Ebenso nachteilig können sich auf Dauer die Enzymblockaden auswirken.

Eine neue Forschungspolitik ist gefordert – auch im Dienste der Gesundheit

Angesichts dieser eklatanten Vorteile einer chirurgischen und dentalmedizinischen Neu-Ausrichtung auf die Verwendung natürlicher und vollauf körperverträglicher Materialien mag es erstaunen, dass die neue Technologie nicht auf Anhieb das gebührende Echo fand. Das hat vor allem drei Gründe: Erstens sind die Firmen, welche am Markt mit Implantaten sowie mit chirurgischen Arbeitsmaterialien und Füllstoffen aktiv sind und für die Kollagen eine valable Alternative darstellen könnte, **nicht sonderlich interessiert an neuen Lösungen, mit welchen sie letztlich ihre eigenen cash cows gefährden** könnten.

Zweitens gesellt sich der Umstand dazu, dass **Kollagen ein natürliches Material ist, welches sich patentrechtlich nicht schützen und monopolisieren lässt**. Dadurch ist auch eine Neuentwicklung auf diesem Gebiet vor Nachahmung nicht geschützt, was denn auch ein entsprechendes Engagement überdurchschnittlich riskant erscheinen lässt. Und drittens stellt das **Registrierungs- und Zulassungsprozedere für kleinere und mittelgrosse Unternehmungen ein beträchtliches bzw. zu grosses Risiko dar**, sind doch manche Entscheidungen der zuständigen Behörden willkürlichem Ermessen und obsoleten Reglementen unterworfen, was das Risiko – wie schon an anderer Stelle erwähnt – in ungeahnte Höhen schnellen lässt.

Um hier Abhilfe im Interesse der Patienten und der Dämpfung der Gesundheitskosten schaffen zu können, müsste die Forschungspolitik des Staates entsprechend neu ausgerichtet werden. Anstelle einer Forschungspolitik, die letztlich über den Weg der Universitäten der Stellung der internationalen Big Players zugutekommt, müsste in Fällen wie dem vorliegenden, in welchem es um eine Basis-Entwicklung mit besten Aussichten auf eine adäquate Nachfrage-Konformität und mit günstigen Perspektiven für einen substanziellen Beitrag zur Kostendämpfung im Gesundheitswesen zum Vorteil des Staates und eines Grossteils seiner Bürger geht, **ein öffentlicher Fonds die Initiative ergreifen und sich später über die Lizenzierung der entsprechenden Produkte und Systeme refinanzieren können**.

Dies im Sinne einer **Gesundheitspolitik, die kostendämpfende Innovationen fördert statt behindert und**

die die entsprechenden Initiativen der mittelständischen Wirtschaft gezielt begünstigt statt das immer kostspieliger werdende Gärtchen der marktmächtigen Multis zu favorisieren, die ihre Gewinne erst noch in Fiskal-Oasen „versteuern".

Vordringlich: Beseitigung der Krankheits-Ursache Nr.1

Eine bislang massiv unterschätzte Epidemie gewaltigen Ausmasses bedroht unsere Gesundheit: Die 40-Volt-Krankheit.

Erste und wichtigste Aufgabe einer Reform des Gesundheitswesens wird die Ausschaltung einer Krankheits- und Leidensquelle sein, die sich im Verlaufe der vergangenen drei bis vier Jahrzehnte in den meisten hochentwickelten Ländern unbemerkt eingeschlichen hat: Stress. Und zwar nicht jener Stress, der sich durch den Tag hindurch über vielfältige Negativ-Erlebnisse am Arbeitsplatz, während der Freizeittätigkeit und im privaten Umfeld aufbaut und in den ruhigen Nachtstunden wieder abbaut. Gemeint ist vielmehr jener Stress, welcher des nachts nicht abgebaut werden kann und von einem situativen zu einem persistierenden und pathogenen – d.h. krank machenden – Stress mutiert.

Hauptursache bildet dabei die Überhandnahme der elektromagnetischen Felder, die sich zufolge der Elektrifizierung nahezu aller Lebensbereiche überall etabliert haben und die dort, wo sie nicht erwünscht sind, als „Elektrosmog" bezeichnet werden. Die meisten Schlafstätten sind heute mit Elektrosmog belastet – auch solche übrigens, die mit sogenannten „Freischalt-Einrichtungen" gegen negative Einflüsse elekt-romagnetischer Strahlungen ausgerüstet sind. Hier muss dringend Remedur geschaffen werden, stehen doch die allermeisten Krankheiten – und allen voran die chronischen Leiden – zum allergrössten Teil in ei-nem direkten oder indirekten Zusammenhang mit Stress.

Tatsächlich wird ein grosser Teil der medizinischen und hygienischen Erfolge der jüngeren Zeit durch die negativen Auswirkungen des Elektrosmogs zunichte gemacht und werden die Gesundheitskosten unter de-ren Einfluss immer weiter in die Höhe getrieben. Wer-den dagegen alle elektromagnetischen Stressquellen flächendeckend ausgeschaltet, so dürften die Ge-sundheitskosten vorsichtigen Schätzungen zufolge um rund ein Drittel gesenkt werden könnten. Und als er-wünschter Nebeneffekt dürfte im gleichen Zug eine Erhöhung der Strom-Effizienz um insgesamt ca. 20 % zu erzielen sein.

Die Aussage erscheint zunächst absurd: Ausgerechnet die sauberste Energie – jedenfalls die, welche aus er-neuerbaren Primärenergien wie beispielsweise Was-serkraft gewonnen wird – soll die grösste Gefahr für unsere Gesundheit darstellen? **Tatsächlich dürfte der sogenannte „Elektrosmog" unsere gesundheitliche Verfassung weitaus stärker beeinflussen als jede an-dere physiologisch relevante Risiko-Quelle.** Denn elektromagnetische Wechselfelder, welchen wir im

Rahmen unseres hochtechnisierten Lebens nahezu permanent ausgesetzt sind, wirken sich auf unsere gesundheitlichen Befindlichkeiten sehr stark, ja bisweilen verheerend aus.

Ein kleines **Experiment, welches jeder selbst durchführen kann, mag diese zivilisatorische Belastung auf eindrückliche Art belegen.** Man benötigt dazu lediglich zwei Eisenstäbe, einen Kupferdraht von ca. 2 Metern Länge und einen handelsüblichen Voltmeter. Und so wird´s gemacht: Man schlage die beiden Eisenstäbe in einem Siedlungsgebiet mittlerer Dichte in ca. 2 Metern Distanz voneinander in den Boden, verbinde die beiden oberen Enden mit dem Kupferdraht und messe mit dem Voltmeter die Spannung. Resultat: Im Schnitt zeigt die Skala einen Wert zwischen 25 und 45 Volt. Zum Vergleich: Vor etwa 30 Jahren hätte der Zeiger noch auf null gezeigt.

Was heisst dies nun konkret? Es bedeutet, **dass wir permanent einer elektrischen Spannung ausgesetzt sind, die theoretisch und bei entsprechender Stromstärke ausreicht, eine Glühlampe zum Leuchten zu bringen.** Diese Spannung wirkt auf unseren Organismus in direkter und indirekter Weise ein. Die direkte physiologische Wirkung kommt dadurch zustande, dass selbst kleinste Ströme im Mikrobereich die Zellspannungen in unserem Körper nachhaltig negativ beeinflussen können. So haben medizinische Untersuchungen gezeigt, dass **auch schwache elektromagnetische Felder negative biologische Effekte zeitigen können, wenn sie permanent auf unseren Körper einwirken.**

Insbesondere kann durch solche Einwirkungen die bio-
elektrische Zellspannung (die bei einer gesunden Zelle
zwischen 60 und 70 Millivolt liegt) negativ beeinflusst
werden. **Sinkt die Zellspannung ab, so werden die betroffenen Zellen anfällig für Störungen;** ihre Selbstheilungskräfte reduzieren und die Selbstheilungsprozesse
verlangsamen sich. Bei Krebs zum Beispiel sinkt die
Zellspannung dramatisch ab – in der Regel auf unter 10
Millivolt.

Multiple Elektrosmog-Quellen bedrohen unsere Gesundheit direkt...

Elektrische Leitungen, Schalter, Steckdosen und ans
Stromnetz angeschlossene Elektrogeräte wie Nacht-
tisch- und Deckenklampen, Radiowecker, TV-Geräte,
Notebooks, Babyfone, Telefone etc. wirken auch im
Schlaf auf unseren Körper ein – in einer Phase also, in
der sich dieser von den Strapazen des Tages erholen
sollte. **Durch diese unerwünschten elektromagnetischen Wellen werden unsere Zellen anderen als den
für ihre Funktionsweise erforderlichen Spannungen
ausgesetzt.** Da der menschliche Körper zum grössten
Teil aus Wasser besteht, welches eine hohe Leitfähig-
keit besitzt, saugt er diese Ströme auf wie ein
Schwamm. Und gleichsam als „Dreingabe" erhalten unsere Nerven darüber hinaus noch laufend Fehlinformationen aller Art.

Während diese Wirkungszusammenhänge von der sogenannten Schulmedizin noch kaum thematisiert, ja
von manchen Exponenten schlichtweg in Abrede gestellt und nicht selten auch als Humbug bezeichnet

werden, hat die **Generaldirektion Wissenschaft des Europäischen Parlaments diese gesundheitliche Beeinträchtigung schon vor rund 15 Jahren erkannt** und thematisiert mit den Worten: „Gegenwärtig ist der vom Menschen verursachte Elektrosmog eine wesentliche Bedrohung für die öffentliche Gesundheit. **Diese nicht ionisierende Verschmutzung technischen Ursprungs ist insofern besonders heimtückisch, als sie sich der Erkennbarkeit durch unsere Sinne entzieht** – ein Umstand, der eine eher sorglose Herangehensweise in Bezug auf den eigenen Schutz fördert."

Und weiter: „Die Art dieser Verschmutzung ist so, dass man sich vor ihr buchstäblich nirgends verstecken kann. Ferner konnten wir angesichts des relativ kurzen Zeitraums, in welchem die Menschheit dieser Strahlungsart ausgesetzt ist, eine evolutionär bedingte Immunität weder gegen eventuelle direkte schädliche Auswirkungen auf den Körper noch gegen mögliche Interferenzerscheinungen mit natürlichen elektromagnetischen Prozessen erlangen." Was konkret bedeutet, **dass man bezüglich möglicher Abwehrmassnahmen noch weitgehend im Dunkeln tappt.**

... und indirekt

Die andere, indirekte Gefahrenquelle, die von den elektromagnetischen Feldern ausgeht, ist jedoch weniger durch Interferenzen gekennzeichnet als vielmehr dadurch, dass Elektrosmog **das aus dem Gegensatzpaar Sympathicus und Parasympathicus bestehende vegetative Nervensystem permanent auf Trab hält.** Der die aktiven Phasen und Prozesse steuernde Sympathicus bleibt dadurch nahezu permanent aktiv, während der Parasympathicus, welcher die regenerativen Prozesse steuert, immer weniger zum Zuge kommt. **Dadurch entsteht pathogener Stress, und wenn dieser über lange Zeit anhält, kommt es unweigerlich zu gesundheitlichen Störungen**, die letztlich bis hin zu schweren, degenerativen und chronischen Krankheiten führen können.

Entgegen einer auch in Fachkreisen verbreiteten Auffassung entsteht Stress somit nicht nur durch Überforderung am Arbeitsplatz, durch Ärger im familiären Umkreis, durch Informations-Überflutung und durch Überstrapazierungen aller Art im Freizeitbereich. Sondern er entsteht in einem tendenziell wohl noch weit höheren Masse durch die multiplen elektromagnetischen Strahlungen, welchen wir praktisch dauernd ausgesetzt sind – und ganz besonders auch durch kumulative Effekte von direkten und indirekten Wirkungen: **Wer auch nachts nicht zur Ruhe kommt und sich nicht zu regenerieren vermag, sondern sich in kleinerem oder grösserem Ausmass elektromagnetischer Strahlung aussetzt, hat a priori schlechte gesundheitliche Aussichten.**

Denn eigentlich handelt es sich beim **Parasympathicus um ein effizientes körpereigenes Stressabbau-System**, welches in den Ruhezeiten zum Einsatz kommt und in der Wirkung etwa vergleichbar ist mit dem Herunterfahren eines Computersystems, welches sich bei jedem Start neu kalibriert. Dabei werden Fehlimpulse und Fehlinformationen die sich im System festgesetzt haben und dessen Funktionen zu stören drohen, eliminiert. Etwas Ähnliches geschieht im Rahmen der vom

Parasympathicus gesteuerten Regenerationsphase. **Auch hier wird der durch Frustrationen und Ärger während des Tages entstandene „Überdruck" abgebaut.** Geschieht dies nicht oder nur in einem zu kleinen Umfang, so staut sich allmählich eine Stress-Symptomatik auf, die nach und nach in einen pathogenen Stress übergeht.

Wie dramatisch sich diese Situation präsentiert, ergibt sich aus seriösen Studien, in deren Rahmen die Zusammenhänge von Stress und Morbidität untersucht wurden: **Es zeigte sich, dass nicht weniger als 80 % aller Krankheiten und über 95 % aller chronischen Leiden direkt oder indirekt mit Stress assoziiert sind.** Hier widerspiegeln sich die Konsequenzen, die sich aus der Ruhelosigkeit des Organismus´ ergeben: Einerseits sind geschwächte Organe anfälliger für Störungen, anderseits kann eine Remission nur in einem Zustand der Entspannung stattfinden.

Doch nicht genug damit: **Auch die Wirkung aller therapeutischen Strategien und Medikationen wird durch Stress erheblich beeinträchtigt.** Woraus sich die Erkenntnis ableiten lässt, dass heute **vor jeder Diagnose die Frage geklärt werden müsste, ob allenfalls eine Stress-Situation das Leiden begünstigt** oder ausgelöst hat. Und wie dementsprechend auch die Aussichten einer therapeutischen Strategie zur Bekämpfung des Leidens einzuschätzen sind, d.h. wie weit die Therapie unter dem Einfluss einer fortdauernden Stress-Situation überhaupt zum Tragen kommen kann.

Geltende Thesen zur Stress-Diagnose sind falsch

Bislang ging man – zumindest in der herkömmlichen Medizin – davon aus, dass das **vegetative Nervensystem,** dessen ordentliche Funktionsweise bei Stress stark beeinträchtigt ist, völlig autonom agiere und sich **jedem diagnostischen Zugriff wie auch jedem willentlichen Einfluss durch das Individuum entziehe.** Diese These ist falsch, wie eine neue, von Spezialisten der kybernetischen Medizin entwickelte Methode zeigt:

Tatsächlich ist es mit der neuen Methode der neurovegetativen Regulationsdiagnostik möglich, Stress-Symptome in Echtzeit zu verfolgen, quantitativ zu erfassen und an einem Bildschirm zur Darstellung zu bringen. Selbst zurückliegende Stress-Ereignisse lassen sich mit dem neuartigen System noch erfassen, ebenso Aspekte der Stresstoleranz. Und ausserdem können die Messresultate von den Probanden am Display mitverfolgt und interpretiert werden.

Zugleich wurde von einem anderen Team, welches sich vor allem mit Fragen im Bereich der elektromagnetischen Felder sowie deren Abschirmung und Elimination beschäftigt, **ein System entwickelt, mit welchem von Elektrosmog belastete Räume von diesem freigehalten werden können.** Das System neutralisiert elektromagnetische Felder und schützt die Menschen vor deren negativen Einflüssen. Es eignet sich für Schlafräume wie auch für ganze Wohnungen und ist – im Vergleich zu den sonst üblichen konventionellen Abschirmungs-Massnahmen – ausgesprochen effizient und kostengünstig. **Generell empfiehlt es sich, insbesondere Schlafräume konsequent mit diesen oder gleichwertigen Systemen auszurüsten.** Dies aufgrund des folgenden Sachverhalts:

Wenn der Sympathicus – wie oben bereits dargelegt – nachts aktiviert bleibt, so kann der Organismus nicht zur wohlverdienten Ruhe kommen – und dies gleich in doppelter Hinsicht, denn: Einerseits können sich die regenerativen Kräfte des Parasympathicus nicht entfalten, die nur bei einem deaktivierten Sympathicus in vollem Umfang zu wirken beginnen; **alle Organe bleiben damit auf einer Stufe erhöhter Leistungsbereitschaft, statt dass sie sich erholen können.** Und anderseits wird die Zirbeldrüse daran gehindert, das körpereigene Schlaf- und Regenerationshormon Melatonin auszuschütten. Dadurch bleiben – als gleichsam „zweite Schiene des Stressabbaus" – auch die hormonellen Kräfte aus, die den Körperorganen die nötige Entspannung verleihen können.

Diese Schlüsselfunktionen des körpereigenen Melatonins für erholsamen und regenerativen Schlaf mit der erwünschten Nebenwirkung eines Anti-Agings sind zwar dank den wegweisenden Arbeiten der beiden Melatoninforscher Walter Pierpaoli und William Regelson schon seit langem bekannt – nicht aber, **welch dominierende Rolle parallel dazu dem Parasympathicus zufällt und wie sehr dieses starke, der Regeneration und dem Stressabbau dienende „Tandem" durch die elektromagnetischen und geopathischen Störungen in seiner Funktion behindert wird.**

Im Vordergrund jeder präventiven und therapeutischen Massnahme müssten deshalb die Vermeidung und/oder die ursächliche Bekämpfung von Stress stehen. Und auch da gibt es eine klare Hierarchie der Massnahmen zur Problem-Bewältigung: Effektiv empfiehlt es sich aufgrund der hier dargelegten Sachverhalte, in einem ersten Schritt alles zu tun, um die störenden elektromagnetischen Felder zu eliminieren, da diese durch ihre multiplen Einwirkungen auf die Steuerung der Körperfunktionen **nicht nur Stress verursachen, sondern auch jede konventionelle Differentialdiagnostik und jeden Therapieversuch beeinträchtigen.**

Dazu kommt, dass eine nicht erholsame Schlafphase sich nicht nur in der hier dargelegten Stress-Symptomatik mit ihren krankheitsfördernden Effekten niederschlägt, sondern **ganz allgemein die Leistungsfähigkeit der Betroffenen beeinträchtigt.** So hat man in Dutzenden von wissenschaftlichen Veröffentlichungen zur Frage einer ungenügenden Schlafqualität festgestellt, dass ca. 50 % der Betroffenen in monotonen Situationen einschlafen, 25 % tagsüber in kürzere oder längere Schlafphasen eintauchen und rund 60 % Erinnerungslücken haben. Ausserdem laufen diese Personen im Schnitt **ein 7-fach höheres Risiko für übermüdungsbedingte Unfälle.** Alles in allem ein betriebs- und volkswirtschaftliches Schadenpotenzial par excellence.

Elektrosmog-Filter statt Freischaltungen

Lange Zeit glaubte man, diesen Effekt mit sogenannten **„Freischaltungen"** bewerkstelligen zu können. Darunter ist das **Trennen von elektrischen Anlagen und elektrisch betriebenen Geräten von spannungsfüh-**

renden Teilen zu verstehen. Leider funktioniert diese Vorkehrung nicht, so lange noch irgendeine versteckte Steuerungs- oder Schaltfunktion im Netz aktiv bleibt. Und selbst wenn alles abgeschaltet und die Leitung „tot" ist, beginnt sich der erwünschte Effekt nicht sofort einzustellen. Denn **die Leitungen und Geräte schwingen noch während 2 bis 3 Stunden nach – genau in jener Zeit also, in der sich üblicherweise im menschlichen Körper das Melatonin zu bilden beginnt.** Was bedeutet, dass die Freischaltungen die ihnen zugedachte Funktion selbst bei voller Wirkung nur teilweise erfüllen können.

Das Ziel der Ausschaltung störender elektromagnetischer Felder lässt sich demgegenüber mit einem neuartigen E-Smog-Filter erreichen, der einfach in eine Steckdose eingesteckt werden kann. Dieser Filter übt seine Wirkung – je nach Modell und Kapazität – auf das gesamte Leitungsnetz eines Raums, einer Wohnung, einer Etage oder eines ganzen Hauses aus. Er neutralisiert die für Menschen negativen Elektrosmog-Belastungen und sorgt für ein angenehmes, unbelastetes Raumklima. **Damit sind die Grundbedingungen für einen erholsamen Schlaf gegeben.**

Der Vollständigkeit halber sei noch angemerkt, dass E-Smog-Filter trotz ihrer hohen gesundheitlichen Relevanz nicht unter das Medizinprodukte-Gesetz fallen, wie es derzeit von der EU vorbereitet wird und zu höheren Zulassungshürden wie auch zu einer massiven Verteuerung der Erzeugnisse führen wird. Anderseits sei jedoch festgehalten, **dass es die Gesundheitsbehörden der EU bislang tunlichst vermieden haben, die Elektrosmogfrage zu thematisieren** – dies trotz der

Feststellungen des Wissenschaftsrats des Europäischen Parlaments über das gesundheitliche Schädigungspotenzial elektromagnetischer Strahlungen. **Würde nämlich die Frage mit der gleichen Akribie behandelt wie die Zulassung für Medizinprodukte, so müssten wohl in Westeuropa über zwei Drittel aller Wohn- und Betriebsgebäude wegen ihres gesundheitsschädigenden Potenzials evakuiert werden...**

Elektromagnetische Hygiene senkt die Morbiditätsraten und die Krankenkassenprämien...

Bei der Allgegenwart der Stress generierenden elektromagnetischen Felder – deren Folgen wir hier provokativ als „40 Volt-Krankheit" bezeichnen – handelt es sich um **ein virulentes gesundheitliches Problem epidemischen bzw. pandemischen Ausmasses.** Solche Erscheinungen würden – wenn sie von Viren oder Bakterien ausgelöst würden – unmittelbar die für die Volksgesundheit verantwortlichen Behörden auf den Plan rufen und entsprechende Massnahmen nach sich ziehen. Was allein schon von der wirtschaftlichen Bedeutung der durch Stress ausgelösten oder begünstigten Leiden absolut angezeigt wäre.

Wenn wir dabei nur schon die Chronifizierungen betrachten, die seriösen Schätzungen zufolge bis zu 95 % aller Fälle direkt oder indirekt mit Stress assoziiert sind, so kumulieren sich die Kosten auf eine jährliche Summe, die mittlerweile bereits eine unvorstellbare Höhe erreicht hat: Jüngste Schätzungen gehen allein in der Schweiz von über 50 Milliarden CHF aus, was rund 80 Prozent der gesamten direkten Krankheitskosten entspricht. **Eine Senkung der Stressrate durch Einschränkung der elektromagnetischen Strahlung dürfte demzufolge mehr zur Volksgesundheit und zur Senkung der Krankheitskosten beitragen als jede andere Massnahme im Gesundheitsbereich.**

Dabei ist vor allem die Elektrizitätswirtschaft gefordert, die aufgrund ihrer fachlichen Zuständigkeit prädestiniert ist, bei der „Hygienisierung" der Stromversorgung massgeblich mitzuwirken. Was auch sachlich umso gerechtfertigter wäre, als mit entsprechenden Vorkehrungen nicht nur Effekte von gesundheitlicher, sondern auch solche wirtschaftlicher Relevanz erreicht werden könnten. Denn **mit dem Elektrosmog gehen beträchtliche Stromverluste einher,** wird dieser doch durch strombildende Elektronen verursacht, die aus Leitungen und Wicklungen austreten und die Umgebung verschmutzen, statt ordentlich ihren Dienst zu tun.

Diese Verluste sind erstens auf unpräzis ausgeführte Anschlüsse, Isolationsmängel und unsaubere Wicklungen sowohl im Produktions- wie auch im Stromverteilungs- und im Verbrauchsbereich zurückzuführen, zweitens der Tatsache anzulasten, dass die **strombildenden Elektronen nicht linear, sondern chaotisch – gleichsam „topsy turvy" – durch die Leitungen fliessen** und drittens schliesslich der Einwirkung multipler Störfelder (darunter auch geopathische Störzonen) zuzuschreiben, die den Stromfluss in den stromführenden Teilen ihrerseits negativ beeinflussen.

… und liegt auch im wirtschaftlichen Interesse der Beteiligten

Eine konsequente Optimierung der Systeme von der Produktion bis zum Endverbraucher – was wir hier als **„Hygienisierung" der Stromnetze bezeichnen – läge somit nicht nur im Interesse der Volksgesundheit, sondern auch einer nicht unbeträchtlichen Steigerung der Ressourcen-Effizienz der elektrischen Energie.** Diese Effekte liessen sich einerseits mit einer Optimierung der Installationen und Anschlüsse sowie mit besseren Isolationen und Abschirmungen, anderseits mittels neuartiger Schwingungsgeneratoren erreichen, die sich neue Erkenntnisse aus der Quantenphysik zunutze machen und darauf ausgerichtet sind, die Stromflüsse nachhaltig zu optimieren und zu beschleunigen.

Konkret weisen gewisse quantenphysikalische Experimente darauf hin, dass die erwähnten strombildenden Elektronen durch adäquate Schwingungsmuster dazu angeregt werden können, sogenannte **„Cooper-Paare" zu bilden, welche die Leitungen organisierter und damit nahezu verlustfrei durchfliessen** – ein Effekt, der bislang nur mit sogenannten „Supraleitern" zu erreichen war, die anfänglich nur bei einer Temperatur von 0 Kelvin (dem absoluten Nullpunkt auf der thermodynamischen Skala, entsprechend -273,15 °Celsius) zum Tragen kam.

Im gleichen Zuge könnten auch geopathische Störzonen abgeschirmt werden, die nicht nur die Gesundheit des Menschen beeinträchtigen, sondern auch den Stromfluss in Wicklungen und Leitungen negativ beeinflussen. Auch diese Einflüsse wurden von der Fachwelt während langer Zeit kritisch betrachtet oder unbesehen ins Reich der Fabeln verwiesen. Was umso leichter war, als es bis vor relativ kurzer Zeit keine Methoden und Instrumente gab, mit welchen man diese Effekte sicher nachweisen konnte. **Diese Nachweis-Lücke konnte inzwischen behoben werden.** Allerdings müssen sowohl die geopathischen Einflüsse wie auch die Wechselwirkungen und Störfaktoren zwischen verschiedenen Netzen noch näher untersucht werden.

Fest steht jedenfalls, dass die verschiedenen geomantischen Einflüsse ein lokales elektrisches Versorgungsnetz derart negativ beeinflussen können, dass die inzwischen etablierten Methoden der Abschirmung und der Stromfluss Beschleunigung nicht nahhaltig wirken können, wenn die geopathischen Strahlungen nicht vorgängig neutralisiert werden. **Eine konsequente Sanierung der elektrizitätswirtschaftlichen Einrichtungen im genannten Sinne läge indessen nicht nur im Interesse der Volksgesundheit, sondern auch der Ressourcen-Effizienz** bzw. der effizienten Versorgung des Landes mit Strom und nicht zuletzt auch der Einhaltung der umwelt- und klimapolitischen Verbindlichkeiten.

Ebenfalls vordringlich: Die Beseitigung der
Krankheits-Ursache Nr. 2

Auch geopathische Störzonen bedrohen unsere Gesundheit massiv

Es gibt manche Gründe zur Annahme, dass geopathische Strahlungen – wie sie von Wasseradern, Erdverwerfungen, Gesteinsbrüchen, Currynetzen und Hartmanngittern ausgehen – die zweitwichtigste Ursache von Befindlichkeitsstörungen und Krankheiten aller Art darstellt. Zwar gilt die Geopathie auch heute noch als umstrittene Grenzwissenschaft, die in manchen Kreisen nach wie vor der Scharlatanerie zugerechnet wird. In den letzten Jahren sind jedoch so viele neue Kenntnisse und Erkenntnisse über die aus der Erdkruste kommenden Strahlungen und deren Wirkung entstanden, dass die Existenz dieser Erscheinungen und ihrer Auswirkungen auf Mensch und Tier nicht mehr negiert werden können. Nicht zuletzt hat auch die Quantenphysik, welche mit ihren Thesen vom Wandel von Materie in Schwingung und vice versa die Newton'sche Physik förmlich auf den Kopf stellte, erste griffige Erklärungen zu dieser Phänomenologie geliefert. Und mittlerweile gibt es auch Systeme, mit welchen sich entsprechende Erscheinungen nachweisen und neutralisieren lassen.

Der jüngste Nachweis konnte im Rahmen der Entwicklungsarbeiten für Systeme zur Beschleunigung und Harmonisierung des Stromflusses in Leitungen, Schaltungen und Wicklungen erbracht werden. Untersuchungen lieferten den Beweis dafür, dass **der Stromfluss in elektrischen Netzen durch geopathische Störfelder signifikant beeinträchtigt werden kann.** Und dass sich umgekehrt die Strom–Effizienz durch eine Neutralisierung dieser Negativ-Einflüsse deutlich verbessern lässt. Deshalb sind heute die Scharlatane eher bei jenen zu suchen, welche geopathische Einflüsse auf den Menschen als Humbug qualifizieren. Wobei man anderseits zugeben muss, dass es auch unter jenen Zeitgenossen, die mit verschiedensten Basteleien Abhilfe versprechen, manch trübe Gläser gibt, die ihr Geschäft auf unsaubere Art betreiben und dabei vom Umstand profitieren, dass sich vieles von dem nicht verifizieren lässt, was da vollmundig versprochen wird.

Ein einzigartiges Experiment anno 1928 ...

Einer, dem Mangel an Seriosität sicher nicht vorgeworfen werden kann, ist der aus Dachau stammende Deutsche **Gunter Freiherr von Pohl (1873-1930),** ein begnadeter und erfolgreicher Radiästhet, der seiner Klientel aufgrund seiner Fähigkeiten manche sprudelnde Wasserquelle erschloss. 1928 kam von Pohl nach Vilsbiburg, einem Städtchen im niederbayrischen Landkreis Landshut mit damals rund 6'000 Einwohnern, um für die dortige Brauerei Urban nach neuen und ergiebigen Wasserquellen zu suchen. Er logierte im Gasthaus Halsbeck in der Mitte der Ortschaft, die im gleichen Jahre von der früheren Marktgemeinde zur Stadt erhoben wurde. Dort fiel ihm sowohl bei seiner Unterkunft wie auch bei den umliegenden Häusern die **hohe Mauer-feuchtigkeit auf, was auf multiple unterirdische Wasseradern schliessen liess**

Das brachte ihn auf die Idee eines für **die damalige Zeit absolut einzigartigen Experiments**: Er wollte herausfinden, ob zwischen Wasseradern und Krebsmortalität – die zu jener Zeit intensiv diskutiert wurde – ein Zusammenhang bestand. Aufgrund seiner guten beruflichen Qualifikationen **erhielt er vom Marktrat von Vilsbiburg die Erlaubnis zur Durchführung eines Blindversuchs,** bei dem weder er noch die Leute in seiner Begleitung irgendwelche Vorkenntnisse über Morbiditäten und Mortalitäten in der betroffenen Gemeinde erhielten. In der Folge ging von Pohl zwischen dem 13. Und dem 19. Januar 1929 in Begleitung des ersten Bürgermeisters Josef Brandl, eines Polizeikommissars und eines Polizeiwachtmeisters sowie eines weiteren Rutengängers durch das Gemeindegebiet, ermittelte die wichtigsten Wasseradern und trug diese in einen Ortsplan ein.

Parallel dazu und unabhängig davon ermittelte der Vilsbiburger Bezirksarzt Dr. Bernhuber die auf Krebserkrankungen zurückzuführenden Todesfälle in den Jahren 1918 bis 1928 und die Adressen der Opfer. Die Resultate waren absolut erstaunlich: **Die Wohnhäuser aller 54 Krebstoten aus jener Zeitspanne lagen auf den von Freiherr von Pohl gefundenen und eingetragenen Wasseradern.** Tatsächlich liest man im Original-Protokoll über den Ausgang der 2. Phase der Untersuchung – in deren Rahmen die Resultate vor Ort durch eine Begehung und eine Befragung verifiziert wurden – Folgendes:

... führt zu verblüffenden Erkenntnissen über die Wirkung von Wasseradern

„Aus den Karten zeigte sich die verblüffende Tatsache, dass sämtliche Krebstodesfälle in Vilsbiburg auf den von dem Freiherren von Pohl eingezeichneten starken unterirdischen Wasserläufen liegen. Soweit der über die Todesfälle orientierte 1. Bürgermeister J. Brandl an der Begehung teilnahm, hat, wenn Freiherr von Pohl ein Haus als krebsgefährlich bezeichnete und in diesem auch ein (oder bei mehrstöckigen Häusern zwei übereinander liegende) Zimmer und in diesem von aussen auch die Stellung und Lage des Sterbebettes angab, eine Besichtigung der betreffenden Häuser stattgefunden."

Und weiter: *„Die von aussen erfolgte Angabe des Freiherrn von Pohl hat sich durch Befragung des 1. Bürgermeisters bzw. des begleitenden Polizeibeamten bei den Nachkontrollen der Verstorbenen in jedem Falle ausnahmslos als richtig erwiesen; wo in einem Zimmer zwei Betten getrennt standen, verbat sich Freiherr von Pohl sofort jede Auskunft, in welchem Bett der Verstorbene geschlafen hatte und hat dann zur Verblüffung der Anwesenden jedesmal richtig angegeben, in welchem Bett der Krebskranke verschieden war. Sogar im Marktturm konnte in der 22 Meter hoch über dem Erdboden gelegenen Wohnung des Turmwächters die gleiche Feststellung gemacht werden."*

Allerdings vermochten diese durchwegs verblüffenden Resultate nicht durchwegs zu überzeugen. Denn schon damals war die Kritik ein fester Bestandteil des wissenschaftlichen Betriebs. Und so wurde von Pohl denn auch **in kritischen Kommentaren vorgeworfen, mit Vilsbiburg ein Städtchen mit hohen Krebshäufigkeiten ausgesucht zu haben**, welches sich ausserdem in einer Auenlage befindet, in welcher es üblicherweise viele Wasseradern gibt. Diese Einwände veranlassten den Freiherrn, sein Experiment ein Jahr später auf Wunsch des „Deutschen Zentralkomitees zur Erforschung und Bekämpfung der Krebskrankheit" in der Ortschaft Grafenau, einer Kleinstadt im Bayrischen Wald, zu wiederholen. **Grafenau war damals aus statistischer Sicht der krebsärmste Ort im Lande.**

Bei einem analogen Vorgehen wie in Vilsbiburg wurden alle Krebsfälle mit einer zuvor erstellten Wasseradern-Karte verglichen. **Resultat: 17 Krebsfälle, 17 Treffer.** Dies brachte die kritischen Stimmen zum Verstummen – erzeugte aber eine Ratlosigkeit darüber, wie denn dem Problem beizukommen sei. Denn nicht in allen Fällen konnten die Schlafstätten so eingerichtet werden, dass sie von keinerlei negativer Strahlung getroffen wurden. Freiherr von Pohl wurde in der Folge selbst aktiv und machte sich an die **Entwicklung eines Geräts zur Abschirmung oder zur Entstörung der geopathischen Strahlung.**

Seine Idee war die Entwicklung von Systemen, die nicht nur einzelne Häuser, sondern ganze Städte vor den Auswirkungen von Wasseradern, Erdstrahlen und anderen geopathischen Erscheinungen schützen sollten. **Leider gingen jedoch seine weiteren Experimente in dieser Sache gründlich schief**, was nicht nur seine Untersuchungen rückwirkend kompromittierte, sondern auch seinen Ruf als Radiästhet beschädigte. Ein Patent, welches er auf seine Erfindung eintragen liess, wurde in der Folge gelöscht.

Danach ging während Jahrzehnten nichts mehr – ausser, dass das **Feld nun praktisch den Scharlatanen überlassen wurde**, die die ganze Geomantie massiv diskreditierten und als seriösen Wissensbereich weitgehend ausschalteten. Erst in jüngerer Zeit wagte man sich auch von seriöser und wissenschaftlicher Seite wieder an die Thematik heran. Tatsächlich gelang es, mit Erkenntnissen aus der Quantenphysik und der Schwingungstechnik sowie mit spezifischen Materialien **neue Ansätze zu entwickeln, die einen Nachweis geopathischer Strahlungen wie auch deren Abwehr ermöglichen**. Welches sind nun aber die Störfelder aus dem Erdmantel und wie lassen sie sich charakterisieren?

Was sind geopathische Störzonen?

Die Erde wird von einem Magnetfeld eingehüllt, welches nicht gleichmässig, sondern gitter- und netzförmig aufgebaut ist. Entsprechende **magnetische Gitternetze überziehen die Erdoberfläche im Abstand von jeweils wenigen Metern**. Bei der Fortbewegung überquert der Mensch permanent diese wechselnden Magnetfelder und setzt sich dadurch ständig deren Einfluss aus, die in seinem Körper elektrische Ströme induzieren. Der Einfluss dieser wechselnden Magnetfelder ist für den Menschen lebensnotwendig.

Wenn sich der Mensch jedoch über längere Zeit an ein und derselben Stelle aufhält und er sich dabei an einer magnetisch besonders aktiven Stelle befindet, so kann

sein biokybernetisches System – welches die Nerven-
stränge und alle anderen bioelektrisch gesteuerten Re-
gulationsmechanismen umfasst – gestört und ge-
schwächt werden. Und auch geopathische Strahlungen
haben – ähnlich wie elektromagnetische – die Eigenschaft, das vegetative Nervensystem auf Trab zu halten
und den für die Entfaltung der regenerativen Kräfte zuständigen Parasympathicus in seinen Funktionen zu
behindern. Diese **negative Doppelwirkung kommt vor
allem dann zum Tragen, wenn sich die Schlafstätten
der Betroffenen an geopathisch belasteten Stellen befinden.** Daran hat sich seit den eindrücklichen Untersuchungen von Freiherr von Pohl nichts geändert.

In manchen Beobachtungen aus jüngerer Zeit hat es
sich herausgestellt, dass **geopathische Störeffekte an
Schlaf- und Arbeitsplätzen zu körperlichen und psychischen Belastungen führen können**, die nach und nach
in ernsthafte gesundheitliche Probleme übergehen und
bis zu bösartigen Geschwüren führten können. In verschiedenen kleineren Untersuchungen konnte auch
nachgewiesen werden, dass bei **mehr als 80 % der Patientinnen und Patienten mit malignen Tumoren geopathische Belastungen im Spiel waren.** Solche Belastungen können von verschiedenen geologischen Gegebenheiten und Anomalien ausgehen. Man unterschei-
det zwischen den folgenden Arten von Störzonen:

Wasseradern

Meteorwasser, welches in die Erde sickert, sammelt
sich unterirdisch zu kleinen Rinnsalen, die allmählich zu
Bächen und Flüssen zusammenfliessen, welche später
einmal als Quellen zutage treten. Bei ihrem Fluss
durchs Erdreich **reiben sich die Wassermoleküle am**

Untergrund und erzeugen damit elektromagnetische Strahlung. Auf diese Strahlung wiederum reagiert der Mensch, wenn er sich dauerhaft in ihrem Einflussbereich aufhält. Auch schwache Strahlung hat dabei die Eigenschaft, auf die Körperzellen einzuwirken und dabei Verspannungen und Veränderungen der Zellspannung zu bewirken.

Auf ihrem Weg an die Oberfläche wird diese elektromagnetische Strahlung durch die Materie kaum gedämpft – es sei denn, es handle sich um spezielle „Strahlenfänger" wie beispielsweise Biokohle. **Menschen wie auch die meisten Säugetiere und Vögel sind sogenannte „Strahlenflüchter", die sich unter dem Einfluss solcher Strahlungen unwohl fühlen.** Die meisten Tiere und Vögel meiden denn auch solche Stellen als Aufenthaltsorte. Umgekehrt gibt es aber auch „Strahlensucher" wie beispielsweise Katzen, die solch strahlende Stellen bevorzugen.

Auf diesen Beobachtungen mag auch die Mär beruhen, wonach der Storch die Kinder bringt. Der Hintergrund: **An geopathisch belasteten Orten bauen Störche keine Nester. Zugleich beeinflussen solche Orte aber auch die Fruchtbarkeit der Menschen negativ.** Was bedeutet, dass in Häusern, auf deren Dächer Störche ihre Nester bauen, die Nachkommenschaft gesichert erscheint. Umgekehrt kann die Strahlenbelastung nicht nur Unfruchtbarkeit, sondern auch eine ganze Menge von Befindlichkeitsstörungen bis hin zu schweren Krankheiten erzeugen, wie die Untersuchung von Freiherr von Pohl zeigte. Am häufigsten werden Kreislaufprobleme, Krampfadern, Gelenk- und Rückenschmerzen, Alpträume, Atemnot, schwere Beine, Gicht und

Rheuma genannt. Und auch Krebs, wie man dank von Pohl weiss.

Gesteinsbrüche

Gesteinsbrüche entstehen, wenn im Untergrund Hohlräume und Höhlen zusammenbrechen und sich als deren Folge Erd- und Gesteinsmassen verschieben. Dadurch können sich **verschiedene Arten von Strahlungen** bilden: Zwischen den neu aufeinandertreffenden Schichten kann ein elektrisches Spannungsfeld entstehen, dessen Strahlen an die Erdoberfläche dringen. Im Rahmen der Materialverschiebungen können neue Wasseradern mit den bekannten Folgen entstehen. Und schliesslich kann bei tief in den Erdmantel reichenden Brüchen Magmastrahlung freigesetzt werden. **Am heftigsten fallen geopathische Belastungen aus, bei welchen alle drei Strahlungsarten zusammenkommen.**

Erdverwerfungen

Erdverwerfungen sind verschobene und aufgerollte Erdschichten, die im Laufe von Jahrhunderten durch Bewegungen in der Erdkruste entstanden sind. Durch die Rollbewegungen entstehen unter anderem **spiralförmige Strukturen, die wie Kondensatoren wirken und elektrische Spannungsfelder freisetzen können.** Diese geopathischen Felder gelten als besonders belastend für das menschliche Nervensystem. Auf exogenen Faktoren basierende Bewusstseinsveränderungen, Streitsucht und Gereiztheit, aber auch Depressionen, Angstzustände und Schlafstörungen gehen häufig auf Erd- und Gesteinsverwerfungen zurück.

Hartmanngitter / Globalgitter

Die elektromagnetische kosmische Strahlung, welche permanent auf die Erde trifft, alimentiert laufend ein **Netz von Reizstreifen, welche die Erde in Abständen von ca. 2 Metern in Richtung Nord-Süd und mit ca. 2,5 Metern in Richtung Ost-West überziehen**. Die Streifen weisen eine Breite von ca. 20 cm auf. Das vom Arzt Dr. E. Hartmann entdeckte Gitternetz umfasst die ganze Erde, weist aber gewisse Anomalien auf. Als besonders gefährlich gelten die Kreuzungspunkte, die als Liegeplätze für heikle Organe (Kopf, Herz) unbedingt vermieden werden sollten.

Curry-Gitternetze

Dieses Gitternetz ist nach Dr. Manfred Curry benannt, der es zwar nicht selbst entdeckte, aber als erster darüber berichtete. Das Netz verläuft in einem 45°-Winkel diagonal zum Hartmanngitter und weist eine Streifenbreite von ca. 60 cm auf. Der Abstand zwischen den Streifen beträgt 3 bis 3,5 Meter. **Die Strahlungs-Intensität der Streifen und Kreuzungspunkte variiert stark. Sie ist am Tag deutlich schwächer als in der Nacht** und bei Vollmond doppelt so stark wie bei anderen Mondständen. Besonders intensiv ist die von Currynetzen ausgehende Strahlung, wenn sie sich mit Wasseradern kreuzen.

Pflanzen-Wachstums-Laser

Eine noch kaum bekannte Beeinträchtigung aus der Erdkruste ist der „Pflanzen-Wachstums-Laser" – ein **dreidimensionales Energiegitter, welches die Erdoberfläche in der Form aneinandergereihter Kuben überzieht.** Es kann für den Menschen vor allem deshalb mit gesundheitlichen Risiken verbunden sein, weil es sich mit anderen Gittern verbinden, konjugieren und potenzieren und damit eine hohe Strahlungsintensität erreichen kann. Dazu kommt, dass die Kuben dieses Systems weder sehr regelmässig noch sehr stabil sind, was ihre Einschätzung umso schwieriger macht.

Fazit und Handlungsanleitung

Wie diese kurzen Beschreibungen zeigen, **lauert unter der Erdoberfläche eine ganze Menge konkreter Gefahren, welche jedoch nur dort zum Tragen kommen, wo der Mensch sich während langer Zeit aufhält** – im Bett und am (stationären) Arbeitsplatz. Und wie die Ausführungen weiter nahelegen, sind die entsprechenden Störquellen auch nicht stabil, sondern sie haben die Tendenz, sich in Position, Identität und Wirkung stetig zu verändern. Ging man früher davon aus, lediglich etwas gegen die Wasseradern unternehmen zu müssen – was für geübte und seriös arbeitende Radiästheten eine relativ leichte Aufgabe war – ist mittlerweile mit der Fülle der sich ergänzenden, konjugierenden und potenzierenden Netze, Gitter, Brüche und weiteren geologischen Anomalien aller Art **eine Gemengenlage entstanden, die für Laien kaum mehr zu überblicken ist.**

Daraus ergibt sich **für die Praxis die Empfehlung, sich mittels einer ganzheitlichen Abschirmung vor allem Eventualitäten zu schützen.** Diese Abschirmung kann für ein ganzes Gebäude oder auch kleinräumig für einen einzelnen Schlafplatz realisiert werden. Ersteres ist bei einem Neubau für relativ bescheidene Kosten zu bewerkstelligen, während die Abschirmung bestehender Gebäude gegen Erdstrahlen aller Art relativ aufwändig ist. **Für die Abschirmung der Schlafplätze gibt es heute spezielle Matten mit breitem Wirkungsspektrum,** die auf die Untermatratze gelegt werden können und die schlafende Person nicht nur von geopathischen Einflüssen, sondern auch vor den Einwirkungen elektromagnetischer Felder schützen kann.

Und schliesslich: Beseitigung der
Krankheitsursache Nr. 3

Auch die Kompensation des physiologischen Wassermangels zählt zu den wichtigsten Aufgaben der Präventivmedizin.

Schon in der Schule lernen wir, dass der menschliche Körper zu 75 % aus Wasser besteht. Folglich wäre davon auszugehen, dass der sich normal ernährende Mensch jederzeit über ausreichend Wasser verfügt, damit sein Organismus keinen Mangel erleidet. Und nun soll Wassermangel auch in unseren Breitengraden, wo dieser Stoff jederzeit in ausreichenden Mengen zur Verfügung steht, auf einmal zu den häufigsten Krankheitsursachjen gezählt werden müssen? Tatsächlich ist der Mangel, den heute ein grosser Teil der Bevölkerung an diesem essentiellen Stoff leidet – dem zweitwichtigsten, den der Mensch nach dem Sauerstoff zum Leben braucht – teilweise eklatant. Und effektiv sind viele Krankheiten ursächlich oder auslösend auf eine Dehydration – d.h. ein Austrocknen des Körpers infolge zu geringer Wasserzufuhr – zurückzuführen. Davor kann man sich durch eine regelmässige und reichliche Zufuhr von reinem Wasser schützen. Noch besser ist allerdings ein nach neuesten Erkenntnissen der physiologischen Wirkungen und der Bioverfügbarkeit aufbereitetes und optimiertes Trink- und Haushaltwasser. **Der kontinuierliche Konsum dieses Wassers bildet denn auch eine vorzügliche Massnahme zur Optimierung der Körperfunktionen und zur Förderung des Wohlbefindens.**

Tatsächlich: Der zweitwichtigste Stoff, den der Mensch vorrangig und in grossen Mengen zum Leben braucht, ist Wasser. **Menschen können zwar 30 bis 50 Tage ohne feste Nahrung auskommen, aber nur etwa 5 bis 7 Tage ohne Wasser.** Dieser Sachverhalt hätte eigentlich die Wissenschaft schon längst darauf bringen müssen, dass die herkömmliche Lehre über die Funktion des Wassers im menschlichen Körper nicht stimmen kann. Dennoch hält sich weiter hartnäckig die Lehrmeinung, dass dieser Stoff in dem zu 75% aus Wasser bestehenden menschlichen Körper im Überfluss vorhanden sei und dass dieses Wasser ausser seiner Funktion als, Transport-, Löse- und Füllmittel keine weitere physiologische Aufgabe zu erfüllen habe.

Wassermangel als Ursache vielfältiger Gesundheitsstörungen

Dieses Paradigma wurde vom iranischen Arzt und Forscher Dr. Faridun Batmanghelidj gründlich in Frage gestellt. Dieser fand - wie übrigens schon unzählige Personen vor ihm – heraus, dass **manche Befindlichkeitsstörungen und Krankheiten durch die Einnahme von Wasser beseitigt werden können**. Im Unterschied zu jenen gab sich Batmanghelidj jedoch nicht mit dieser Beobachtung zufrieden, sondern suchte intensiv nach Zusammenhängen und Erklärungen.

Dabei stiess er auf eine ganze Reihe von Erkenntnissen, die sich wie eine Indizienkette aneinander reihen und zeigen, dass viele Krankheiten, die von der Schulmedizin lediglich symptomatisch behandelt werden, von einer zu geringen Wasseraufnahme begünstigt oder gar verursacht werden. Und er fand heraus, dass **Dehydration bzw. Austrocknung ein sehr verbreitetes Leiden ist, welches in den wenigsten Fällen richtig diagnostiziert wird** und auf dessen Folgeerscheinungen die etablierte Medizin nicht mit der Empfehlung zur Aufnahme grösserer Wassermengen, sondern mit Medikamenten aller Art reagiert.

Als drastisches Beispiel sei hier die weit **verbreitete Magenübersäuerung** erwähnt. Ihr **gehäuftes Auftreten ist weitgehend eine Folge der heutigen Ernährung**, welche grosse Mengen an energiereichen und säurebildenden Nährstoffen und nur einen geringen Anteil an Ballaststoffen und säureneutralen oder neutralisierenden Flüssigkeiten enthält. Zuckerhaltige Limonaden beispielsweise vergrössern lediglich die Säurebelastung, statt diese abzubauen. Auf Magenübersäuerung mit den gefürchteten Krämpfen und Reflux – d.h. dem Zurückfliessen sauren Mageninhalts in die Speiseröhre – als Folgeerscheinungen reagiert die Medizin in der Regel mit Antaciden; mit Mitteln also, die die überschüssige Säure neutralisieren sollen.

Frischwasser in der Rolle eines „Heilmittels"

Dr. Batmanghelidj hat in seiner Praxis über 3000 Patientinnen und Patienten allein dadurch von ihrer chronischen Magen- und Darmübersäuerung geheilt, dass er ihnen eine konsequente Frischwasser-Kur verordnete. Diese therapeutische Erfahrung führte ihn zum Schluss, dass die **chronische Übersäuerung des gastrointestinalen Trakts** meist nicht nur eine Folge von Fehlernährung, sondern zugleich eine Dehydrationserscheinung als Konsequenz einer zu geringen Wasseraufnahme ist.

Scheinbar paradoxerweise treffen solche und andere Erscheinungen, die grossenteils auf einen Wassermangel zurückzuführen sind, auch Personen, die den ganzen Tag über reichlich Flüssigkeiten zu sich nehmen. Diese Flüssigkeitsaufnahme ist jedoch häufig durch einen **ausgiebigen Genuss von Kaffee und Tee sowie von Fruchtsäften, Limonaden, Wein, Bier** und Mischgetränken aller Art gekennzeichnet. Leider ist noch recht wenig bekannt, dass manche dieser Getränke eher zu einer **Austrocknung des Körpers statt zu dessen Versorgung mit Wasser** führen.

Eine andere Krankheit, die **zum Teil ebenfalls der Dehydration zugerechnet werden muss, ist Arthrose.** Obwohl schon seit langem Indizien darauf hinweisen, dass es sich hier um eine Mangelkrankheit handeln dürfte und obwohl schon seit geraumer Zeit Untersuchungen vorliegen, die auf eine positive Wirkung der aus natürlichen Stoffen gewonnenen Nahrungssupplemente Glucosamin und Chondroitin zur Regeneration und Wiederherstellung der Elastizität der Gelenkknorpel hinweisen, wird diese Krankheit nach medizinischer Lehrmeinung immer noch als unheilbar eingestuft und sperren sich manche Gesundheitsbehörden nach wie vor beharrlich dagegen, die entsprechenden Nahrungsergänzungsmittel als solche zuzulassen.

In Ergänzung dazu hat Faridun Batmanghelidj festgestellt, dass zu den Ursachen von Arthritis und Arthrose auch eine nicht ausreichende Versorgung des Organismus mit Wasser zu zählen ist und dass anderseits, folgerichtig, eine gezielte Wassertherapie zu einer Linderung oder gar einer Heilung der Krankheit beitragen könnte. Dasselbe gilt auch für die rheumatoide Arthritis, die nach heutigem Verständnis auf eine **Defizienz des Immunsystems zurückzuführen ist, deren Ursachen jedoch ebenfalls zu einem beträchtlichen Teil in einem körperlichen Wassermangel liegen dürften.**

Durstgefühle sind kein zuverlässiger Indikator für Wassermangel

Eine wesentliche Ursache des chronischen Wassermangels, an dem heute grosse Teile der Bevölkerung in mehr oder minder ausgeprägtem Masse leiden, dürfte anthropologischer Natur sein: **Während der Mensch von der Natur für Leistungen ausgestattet ist, die er zur Erhaltung seiner Existenz gleichsam "im Schweisse seines Angesichts" erbringen musste, sitzt er heute in zentralgeheizten Räumen bewegungsarm vor seinem Computer.** Was konkret bedeutet, dass das Durstgefühl, das sich beim schwer arbeitenden Menschen nach einem Wasserverlust durch Ausdünstung und starke Atmung meldete, beim "Sitzarbeiter" modernen Zuschnitts ausbleibt.

Dies heisst nichts anderes, als dass sich der Mensch von heute nicht mehr auf sein Durstgefühl verlassen kann, um zu einer ausreichenden Wasserversorgung zu gelangen, sondern dass er **bewusst und aus Vernunft-gründen trinken muss, um Dehydrationserscheinun-gen vorzubeugen.** Und es bedeutet auch, dass die Convenience-, Kult- und Modegetränke, die heute das Trinkverhalten prägen, zu einem grossen Teil nicht zu einer Verbesserung des Wasserhaushalts beitragen, sondern kontraproduktiv wirken.

Anderseits gilt nach wie vor das Durstgefühl als Zeichen dafür, dass der Mensch mehr Wasser benötigt – und wo es ausbleibt, denken heute erst wenige Menschen daran, dass sie aus gesundheitlichen Gründen Wasser trinken müssten. Auch die **klassische Medizin geht davon aus, dass das Durstgefühl bzw. der "trockene Mund" ein ausreichender Indikator für einen Wasserbedarf** und ein genügender Motivator für den Menschen sei, diesen zu decken. So kommt es denn, dass diese Medizin nicht nur die Bedeutung einer konsequenten und kontinuierlichen Versorgung des Körpers mit Wasser verkennt, sondern zugleich mit manchen ihrer Empfehlungen einer gefährlichen Dehydration Vorschub leistet.

Dies gilt beispielsweise für die Art und Weise, wie bei uns in aller Regel der Bluthochdruck behandelt wird. **Bluthochdruck ist - zumindest partiell - darauf zurückzuführen, dass infolge einer zu geringen Wasseraufnahme zu wenig Blutplasma zur Verfügung steht**, der Körper die Blutgefässe – gleichsam als Sparmassnahme – verengt und das Herz den Blutdruck erhöht, um die Versorgung auch bei verengten Kapillaren zu gewährleisten. Zugleich bremst der Organismus die Ausleitung von Salz, um mit dieser Massnahme möglichst viel Wasser zurückhalten zu können.

Die Schulmedizin auf dem therapeutischen Holzweg

Und was tut die Medizin? Aus der Tatsache, dass Bluthochdruck häufig mit einem erhöhten Salzgehalt einhergeht, zieht sie in **Verwechslung von Ursache und Wirkung** den Schluss, dass ein Überschuss an Natriumchlorid mit als Grund für die Hypertonie zu betrachten sei. Folgerichtig empfiehlt sie eine salzarme Diät und verordnet zu allem Überfluss noch harntreibende Mittel, um den vermeintlich zu hohen Salzstatus zu korrigieren. Weil sich dadurch das Problem in der Mehrzahl der Fälle nur noch verschlimmert, wird dann den Patienten die Dauereinnahme blutdrucksenkender Mittel verordnet. Dies, obwohl in unzähligen Fällen **das gezielte Wassertrinken eine unspektakuläre und erst noch kostenlose Lösung** gebracht hätte.

Ebenfalls mit Wassermangel oder mit dem **Trinken der falschen Flüssigkeiten hat ein beträchtlicher Teil aller Fälle von Übergewicht zu tun.** Durch süsse Limonaden wird das Blut mit Glukose überschwemmt, deren Überfluss zum Teil in Fett umgewandelt wird. Zugleich wird die Verwertung der Fettstoffe blockiert und bewirkt, dass letztere in die Fettzellen eingelagert werden. Die auf die Zuckerspiegel-Spitze folgende **Phase der Unterzuckerung führt schon bald danach zu Hungergefühlen** und zu einem Verlangen nach weiteren süssen Stoffen.

Auch dieses Hungergefühl hat einen wichtigen anthropologischen Aspekt: Während der Rumpf in den letzten Dezennien immer mehr von der harten physischen Arbeit entlastet, entwöhnt und in eine sitzende Position gedrängt wurde, sind die Anforderungen an den Kopf in jüngerer Zeit eher noch gestiegen. **Hungergefühle gehen jedoch vom Kopf aus, der sich bei starker Beanspruchung rasch unterversorgt fühlt und nach neuer Nahrung verlangt.** Allerdings haben Untersuchungen ergeben, dass das Gehirn auch bei einer Unterversorgung mit Wasser völlig undifferenziert mit analogen Signalen reagiert. **Wer also Durst hat und zu wenig trinkt, hat häufig die Tendenz, mehr zu essen.** Zum Glück funktioniert dieser Mechanismus meist auch im umgekehrten Sinne. Will heissen: Wer vor einer Mahlzeit ausreichend Wasser trinkt, fühlt sich rascher satt.

Aus diesen Beispielen ersieht sich mit aller Deutlichkeit, **welch vitale Bedeutung dem Wasserhaushalt für die menschliche Gesundheit zukommt.** Nachdem jedoch die Signale, die früheren Generationen einen Flüssigkeitsmangel anzeigten, weitgehend ausgefallen sind und nachdem sich auch Angebot und Versorgung im Getränkebereich fundamental gewandelt haben, bleibt es allein unserer Vernunft überlassen, einer schleichenden Dehydration zu Lasten unserer Gesundheit und unseres Wohlbefindens vorzubeugen.

Wasser als Informationsträger

Im Allgemeinen wird jedoch nicht nur die physiologische Rolle unterschätzt, welche dem Wasser für den menschlichen Organismus zukommt, sondern auch dessen Funktion als Informationsträger. **In der durchtechnisierten und durchchemisierten Welt, in der wir leben, nimmt Wasser eine ganze Menge unterschiedlichster Informationen auf, die es zum Teil auch wieder abgibt.** Darunter befinden sich auch verschiedenste problematische und schädliche Informationen, die bei gehäuftem Auftreten zu gesundheitlichen Problemen führen können.

Denn Wasser, wie es bei uns aus dem Hahnen fliesst, ist zwar bakteriologisch rein und untadelig – dafür sorgen schon die hohen gesetzlichen Hygieneansprüche, die ans Trinkwasser gestellt werden –, aber meist mit Informationen belastet, die man ihm nicht ansieht und die auch mit den feinsten und differenziertesten Analysegeräten nicht sichtbar gemacht werden können. **Selbst Wasser, welches alle erdenklichen Reinigungsstufen einschliesslich Aktivkohlefilter durchlaufen hat, enthält zwar keine Medikamentenrückstände mehr, wohl aber häufig noch deren Information.**

Das mag zwar für Uneingeweihte unglaublich klingen, wird aber durch folgendes Beispiel konkret untermalt: Personen die an schwerer Zöliakie (einer Unverträglichkeit des Klebereiweisses Gluten) leiden, können von schwersten körperlichen Reaktionen ereilt werden, wenn sie mit Gebäck in Berührung kommen, welches bloss neben einem glutenhaltigen anderen Stück stand, ohne mit diesem in Kontakt zu gelangen. Will heissen: **Eine nicht materialisierte Übertragung von blossen Schwingungen reicht aus, um entsprechende gesundheitliche Störungen auszulösen.**

Im Weiteren **kann Wasser auch Informationen enthalten und übertragen, die den Stromfluss stören und Elektrosmog bewirken.** Deshalb reichen Trinkwasser-Optimierungssysteme der jüngsten Generation, die einer umfassenden Sanierung und Optimierung der Wasserversorgung dienen, weit über die verbreiteten Sys-

teme zur Entkalkung und zur Vermeidung von Legionel-
lenbildungen hinaus.

Qualitative Merkmale und physiologische Vorteile optimierten Trinkwassers

So können sie dafür sorgen, **dass negative Informationen mittels neutralisierender Frequenzen aus dem Wasser entfernt – also gleichsam „gelöscht" – werden**. Dabei handelt es sich vorwiegend um erhöhte Nitratwerte, Schwermetall-Einwirkungen, radioaktive und elektromagnetische Belastungen etc. Umgekehrt geben sie positive Schwingungen ans Wasser ab, versorgen dieses mit Photonen – wodurch der natürliche Aufbau von Sauerstoff im Wasser gefördert wird –, reduzieren die Clustergrösse und verbessern damit die physiologisch entscheidende Bioverfügbarkeit für die Körperzellen.

Zugleich wird der im Wasser gelöste Kalk physikalisch so verändert, dass die für wasserführende Leitungen und Gefässe problematischen und auf Dauer zerstörerisch wirkenden Anhaftungen vermieden werden, ohne dass anderseits die ernährungsphysiologisch wertvollen Mineralstoffe eliminiert werden. **Durch all diese Effekte wird aus einem sogenannt „toten" Wasser,** welches zwar im Sinne der Lebensmittelhygiene rein und einwandfrei ist, ein **lebendiges oder „belebtes" Wasser,** welches ihre Nutzer – ob getrunken, zum Waschen, Zähneputzen oder Duschen benutzt– **optimal erfrischt und als angenehm empfunden** wird.

Duschwasser beispielsweise wirkt sehr weich und angenehm netzend; zugleich wird auch der Bildung von Legionellen – die mit dem Wasserdampf inhaliert werden und die gefürchtete Legionellose oder Legionärskrankheit auslösen können – Einhalt geboten. Diese Eigenschaft kommt auch zum Tragen, wenn das Wasser für Zwecke der Luftbefeuchtung verwendet wird. **Die positiven Qualitätseigenschaften des so behandelten Wassers zeigen sich auch bei Haustieren** – hier zeigten Tests mit Katzen und Hunden eindeutige Präferenzen – wie auch für Zimmer- und Balkonpflanzen. Letztere können das Wasser dank seiner geringeren Clustergrösse über die Wurzeln besser aufnehmen. Denn Bioverfügbarkeit wirkt nicht nur beim Menschen, sondern auch bei Tieren und Pflanzen.

Was ist zu tun?

Zur Behebung des physiologischen Wasserproblems drängen sich zwei verschiedene Kategorien konkreter Massnahmen auf: eine erzieherische bzw. verhaltensspezifische und eine technisch-organisatorische. Zunächst zu den verhaltensspezifischen Aspekten. Hier stellt sich die Kernfrage: **Wieviel Wasser benötigt denn der Mensch überhaupt, um stets eine optimale Versorgung seines Organismus'** mit diesem essentiellen Lebensmittel sicherstellen zu können und wie soll er dieses zu sich nehmen?

Man kann sich zur Beantwortung dieser Frage an die **Empfehlung von Dr. Batmanghelidj** halten, welcher für erwachsene Menschen die Faustregel aufgestellt hat, **pro Kilo Körpergewicht und Tag mindestens 30 Millili-**

ter Wasser zu trinken, und zwar zwei Gläser gleich am Morgen nach dem Aufstehen, um den nächtlichen Wasserverlust auszugleichen, je ein Glas zu den Mahlzeiten und der Rest über den Tag verteilt. Wichtig erscheint dabei der Aspekt der Selbst-Programmierung: Wer die Empfehlung nicht gleich internalisieren und ihr in der Folge problemlos nachleben kann – und das dürften wohl die wenigsten Menschen können – sollte sich ein **Trink-Programm zulegen, welches im Laufe des Tages mühelos „abgearbeitet" werden kann.** Entscheidend ist, dass die geplante Menge Wasser stets verfügbar ist – und zwar sowohl am Arbeitsplatz wie auch zuhause. Wer am Computer arbeitet, sollte Karaffe und Glas stets in Griffnähe haben und auch zuhause sollten die entsprechenden Utensilien stets an der „strategisch" richtigen Stelle stehen. Falls erforderlich, kann für den Anfang auch eine Tabelle erstellt werden auf der die entsprechenden Wasser-Konsumationen abgehakt werden können.

Die technisch-organisatorischen Aspekte dagegen beziehen sich auf die Qualität des Wassers und auf dessen Beschaffung. **Am wirkungsvollsten ist es zweifellos, wenn gleich die Wasserversorgung des ganzen Hauses optimiert wird.** In der Regel bedarf es dazu einer vorgängigen Wasseranalyse. Danach kann ein auf quantenphysikalischen bzw. schwingungstechnischen Erkenntnissen basierendes System installiert werden, welches problematische und potentiell schädliche Informationen eliminiert und durch positive bzw. physiologisch unbedenkliche Schwingungen ersetzt. Zugleich kann auch der gelöste Kalk so umgewandelt werden, dass er sich in den Leitungen nicht absetzt und anhaftet. Diese Systeme arbeiten ohne Energieaufwand und Regeneriersalze und sind völlig umweltneutral.

Wer sich diese Gesamtlösung nicht leisten kann oder will (z.B. in kleineren Mietwohnungen, wo der Aufwand disproportional zum Verbrauch sein dürfte), kann sich auch **mit speziellen Aktivierungsplatten behelfen, die das Wasser der darauf abgestellten Karaffen beleben und mit Photonen anreichern.** Für diese Form der Trinkwasser-Optimierung sind auch spezielle Flaschen und Karten erhältlich.

Der digitalisierte Patient – Hype oder Horror?

Nutzen und Gefahren der Digitalisierung im Gesundheitsbereich

Die Digitalisierung macht auch vor dem Gesundheitswesen nicht Halt: Wenn auch die Interpretation des
Begriffs noch reichlich diffus erscheint und bisweilen
mehr Verwirrung stiftet als Gewissheit schafft, so
herrscht doch über das Ziel eine gewisse Klarheit: Es
geht darum, komplexe und unübersichtliche Sachverhalte und Vorgänge erkennbar und beherrschbar zu
machen. Am besten kommt dies beim Projekt zur
Schaffung digitaler Patientendossiers zum Tragen:
Damit soll künftig jeder Bürger und Patient über ein
Gesundheits-Basisdokument verfügen, welches alle
relevanten Daten zu seiner Physiologie und zu seiner
Gesundheit enthält und über alle bedeutsamen gesundheitlichen Beeinträchtigungen und die zu deren
Heilung oder Linderung getroffenen therapeutischen
Massnahmen informiert. Mit diesem Dossier, welches
periodisch aktualisiert werden kann, soll die gesundheitliche Betreuung transparenter und von administrativen wie auch medizinischen Doppelspurigkeiten
und Leerläufen befreit werden – mit dem Ziel der Ein-
sparung von Kosten und der Erhöhung der Patienten-
sicherheit. Dies macht jedoch nur dann Sinn, wenn das
Dossier auf einer gesicherten ganzheitlichen Diagnose
aufgebaut werden kann. Hinter eine andere Form der

Digitalisierung, die derzeit vielerorts mit grossem Aufwand betrieben wird mit dem Zweck, zu einer zwar effektvollen, aber extrem kostspieligen personalisierten Medizin vorzustossen, die der Pharma- und der IT-Industrie zu neuen Ertragsquellen verhelfen soll, ist dagegen ein grosses Fragezeichen zu setzen. Solche Bestrebungen erscheinen ethisch nur dann sinnvoll, wenn sie sich in den Dienst der Präventiv- und der Sozialmedizin stellen.

Der wirtschaftspolitische Mainstream wird seit einiger Zeit von einem Begriff beherrscht, der sich so leicht nachplappern lässt, dass sich mittlerweile fast jeder Politiker für kompetent und berufen hält, sich darüber auszulassen. Dies führt denn auch dazu, dass **die allgemeine Begriffsverwirrung in dieser Domäne grösser erscheint als der Wissensstand**. Da auch die Medizin und die Pharmazie immer häufiger mit dem Begriff assoziiert werden, erscheint es durchaus nützlich, sich etwas eingehender mit der Thematik auseinanderzusetzen, umso mehr, als es hier sowohl nützliche wie auch weniger nützliche Ansätze gibt. Folglich erscheint es sinnvoll, die Spreu vom Weizen zu trennen.

Digitalisierung im Dienste des elektronischen Patientendossiers...

Die derzeit wohl **nützlichste Anwendung digitalisierter Datenpflege im Gesundheitsbereich ist die Nutzung entsprechender Möglichkeiten im Rahmen von elektronischen Patientendossiers**. Hier steht sie primär im Dienste der Kompatibilität von Befunden, therapeutischen Massnahmen und Medikationen; sie bildet damit eine unverzichtbare Grundlage für jede ernst zu nehmende Qualitätssicherung. Diese beginnt logischerweise mit einer initialisierenden Diagnose, die in der Folge periodisch nachgeprüft und fortgeschrieben wird. Wichtigste Aspekte bilden dabei die frühzeitige Erfassung von Primär- und Sekundärrisiken und deren Kompensationsmöglichkeiten.

Dazu bedarf es übrigens – wie auch im Kapitel über die medizinische Qualitätskontrolle festgestellt wird – **keines überdimensionierten Instituts auf Kosten der Patienten, sondern lediglich einer ergonomischen Software, die allgemein zugänglich ist, optimale Transparenz schafft und eine Rückverfolgung der Diagnosen**, der therapeutischen Massnahmen und der somatischen Prozesse gestattet, die ferner über die notwendigen Tools zur rationellen rückwärtigen Analyse verfügt und die laufend weitergeschrieben werden kann – mit speziellen Markern für disruptive Ereignisse und neue gesundheitliche Beeinträchtigungen, die ausserhalb der Anamnese liegen.

... und als Mittel der internationalen Vorherrschaft im Gesundheitsbereich

Eine weitaus tiefer greifende Entwicklung als Folge neuer Digitalisierungsmöglichkeiten zeichnet sich jedoch im Bereich der allgemeinen Erfassung von Gesundheitsdaten ab und sie wird geprägt durch einen Kampf der führenden Unternehmungen der IT-Branche – wie Google, IBM und Apple – und der wichtigsten Player im Pharmasektor – wie Roche, Novartis, Pfizer und Glaxosmithkline – um die Vorherrschaft im Gesundheitsbereich. Primär geht es dabei um Daten aus Diagnosen und Anamnesen – und daselbst auch von Hand geschriebene –, die systematisch erfasst und mit dem Ziel der Bildung von Mustern ausgewertet werden.

Solche Bestrebungen sind nicht neu, bloss haben sich die Möglichkeiten der raschen Erfassung und Korrelation riesiger Datenmengen in jüngerer Zeit dramatisch verbessert. Was jedoch nichts daran ändert, dass entsprechende Bestrebungen sehr wertvoll sein können und in der Regel einen hohen Erkenntnisgewinn bringen. Im Wissen darum hat sich der Grand Old Man der schweizerischen Sozial- und Präventivmedizin, **Prof. Meinrad Schär, schon vor über 40 Jahren für die Schaffung eines nationalen Krebsregisters ausgesprochen.** Leider konnten damals die massgeblichen Entscheidungsträger nichts mit dieser Idee anfangen – und so blieben die wertvollen Impulse, die die Medizin und die Pharmazie schon damals aus entsprechenden Resultaten hätten ziehen können, ungenutzt.

Dabei wird heute gerne ausgeblendet, dass es zu jener Zeit bereits eine Art Krebsregister gab, welches als Vorläufer hätte dienen können und mit welchem auch der Nutzen eines entsprechenden Unterfangens hätte nachgewiesen werden können: In den Jahren 1928 bis 1930 führte der deutsche Radiästhet Gunter Freiherr von Pohl **in den deutschen Städtchen Vilsbiburg und Grafenau Blindversuche zur Ermittlung der Einflüsse von Wasseradern auf die Krebsmortalität durch.** Und gelangte mit seiner Methode zum Schluss, dass sämtliche im Verlaufe von 10 Jahren in jenen beiden Ortschaften aufgetretenen 71 Krebs-Todesfälle im direkten Zusammenhang mit nachgewiesenen Wasseradern standen. Leider wurde damals versäumt, die Aufsehen erregenden Erkenntnisse mit weiteren Untersuchungen zu vertiefen und in geeignete praktikable Massnahmen umzusetzen.

Und leider verliefen spätere, ähnliche Anregungen wie jene von Schär in der Schweiz und in anderen Ländern im Sande. Dies vorwiegend deshalb, weil **der wissenschaftliche und kommerzielle Nutzen entsprechender Daten noch kaum erkannt wurde**. Umgekehrt gelangten in jener Zeit die ersten Supercomputer – wie beispielsweise der Cray 1 – auf den Markt. Mit deren Hilfe wäre es bereits damals möglich gewesen, entsprechende Datenmengen zu verarbeiten und zugleich die Grundlagen für weitere Aktivitäten auf diesem Gebiet zu schaffen. **Leider wurde die Chance jedoch verpasst – zulasten unzähliger Patienten, welchen entsprechende Erkenntnisse beträchtlichen Nutzen hätten bringen können.**

Systematische Datenerfassung im Dienste einer ganzheitlichen Diagnostik

Aus diesem Meer des Desinteresses ragte allerdings eine löbliche Ausnahme hervor: Am **Moskauer Institut für medizinische Psychophysik** erkannte man den Wert entsprechender Daten frühzeitig und begann – unter anderem gestützt auf Interessensbekundungen seitens der sowjetischen Raumfahrt – mit der Erfassung riesiger Datenmengen, die beim damaligen Stand der IT im

Lande noch einen gewaltigen Aufwand erforderten. Eines dieser Projekte lief unter der Bezeichnung „Oberon" und es hatte zur Aufgabe, mittels der damals ebenfalls im Entstehen begriffenen Bioresonanztechnik Parameter zur Befindlichkeit und zum Versorgungsstand von Zellen und Zellarealen zu bilden. Die entsprechenden Reaktionen der Zellen werden mit Hilfe bioelektrischer Impulse evoziert.

Da man damals noch nicht in der Lage war, die entsprechenden schwachen Signale der einzelnen Zellen aufzunehmen und auszuwerten – und es übrigens auch heute noch nicht ist – war man darauf angewiesen, **die Daten unzähliger Patienten so zu analysieren, dass sich daraus Muster generieren liessen, die wiederum eine hochdifferenzierte Diagnose des gesundheitlichen Status´ und des energetischen wie auch des orthomolekularen Versorgungsgrads der einzelnen Organe und Zellareale ermöglichen**. Auf dieser Grundlage konnte in der Folge ein System entwickelt werden, mit welchem sich eine recht zuverlässige initialisierende Gesamtdiagnose stellen lässt.

Leider fand das System im Westen kaum Akzeptanz: Es wurde hier anfänglich in die Ecke der Scharlatanerie gestellt, als „wissenschaftlich verbrämte Esoterik" bezeichnet und weckte bei der etablierten Medizin vor allem Argwohn. Es wird auch heute erst von wenigen Ärzten und Physiotherapeuten angewendet – wohl unter anderem deshalb, weil es **zum Umgang mit der Methode und der Interpretation der Resultate eines präventivmedizinischen Wissens bedarf, welches sowohl vertiefte metabolische Kenntnisse wie auch gute Ein**

blicke in das neurovegetative System und in den bi-okybernetischen Haushalt des Menschen einschliesst. Entsprechende Kenntnisse werden in der ärztlichen Ausbildung nur marginal und meist ohne Einbezug in eine ganzheitliche Betrachtungsweise – bzw. in eine ganzheitliche Diagnostik und Therapie – vermittelt.

Ausserdem vermuten die marktmächtigen Hersteller von Magnetresonanz-Tomografen und anderen bildge-benden Verfahren im „Oberon" und dessen Folgesys-temen eine üble Schmutzkonkurrenz, deren Existenz die eigenen Interessen bedroht. Diese Auffassung ist nicht ganz abwegig, zumal **heute bildgebende Verfah-ren bisweilen geradezu inflationär eingesetzt werden – und den Betreibern volle Kassen bescheren – aber in vielen Fällen nicht wirklich nützliche Resultate liefern.** Dies einerseits, weil manche Operateure und Diagnos-tiker nicht über die erforderliche Kenntnistiefe verfü-gen, um die Abbildungen auch in der wünschbaren Dif-ferenziertheit analysieren und beurteilen zu können, und anderseits, weil die Systeme allzu oft ohne klare Vorstellungen und definierten Auftrag, sondern eher auf gut Glück und/oder aus der Ratlosigkeit der Thera-peuten heraus eingesetzt werden. Und nicht selten hört man auch den folgenden Kommentar: „Wir verfü-gen zwar über ein entsprechendes System, aber uns fehlen die Spezialisten für die Beurteilung der Sie inte-ressierenden Sachverhalte."

Von unbestreitbarem Nutzen:
die gesamtheitliche Initial-Diagnose

Ganz allgemein sollten überhaupt keine Diagnosen auf höherer Stufe ohne vorgängige Initialdiagnosen durchgeführt werden. **Die zweifellos wichtigste Primärdiagnose gilt dabei dem Aspekt der Stressbelastung, die in den allermeisten Fällen eine primäre oder kollaterale Rolle für die Entstehung oder die Virulenz einer gesundheitlichen Störung darstellt.** Dies allein schon deshalb, weil Schätzungen zufolge in hochentwickelten Ländern rund 80 Prozent aller Krankheiten und über 95 Prozent aller chronischen Leiden direkt oder indirekt mit Stress assoziiert sind. Auch hierfür verfügt die Komplementärmedizin über die nötigen diagnostischen Systeme, die eine zuverlässige Analyse über Stressbelastung, Stresstoleranz und selbst ein Stück weit auch über Stressursachen zulassen. Das erste System dieser Art wurde von Spezialisten aus den Domänen der kybernetischen Medizin und der medizinischen Informatik in gut 20-jähriger Entwicklungsarbeit geschaffen; es erreichte seine Applikations- und Marktreife vor rund 5 Jahren.

Das System basiert auf einer Analyse des neurovegetativen Systems des Menschen, welches bislang von der sogenannten „Schulmedizin" als nicht diagnostizierbar und auch nicht willentlich beeinflussbar gehalten wurde. Diese These ist durch das System zur neurovegetativen Diagnostik obsolet geworden. Denn Stress drückt sich durch eine Imbalance des Gegensatzpaars Sympathikus und Parasympathikus aus. Die er-

mittelten Werte werden dabei in Prozentwerten dargestellt. Ein niedriger Prozentwert drückt eine schwere
und persistierende Stressbelastung aus, die dringend zu
beheben ist, wenn die Betroffenen vor einer Krankheit
oder vor der Verschlimmerung einer bereits eingetre-
tenen Krankheit bewahrt werden sollen. Auch dieses
System wird jedoch von der etablierten Medizin und
der Psychotherapie links liegen gelassen, da es den
Monopolansprüchen der letzteren für die Analytik und
die Behandlung von Stress und Stressfolgen im Wege
steht.

Wo aber stehen wir heute? Nachdem amerikanische IT-
Spezialisten zum Sammeln und Korrelieren von Patien-
tendaten in grossem Stil geschritten sind, von welchen
sie sich neue Erkenntnisse über die Entstehung und
Entwicklung von Krankheiten wie auch über die Chancen zu deren frühzeitiger Entdeckung und Beeinflus-
sung erhoffen, **hat weltweit unter dem Titel der Digitalisierung auch im Gesundheitsbereich ein eigentlicher
Hype eingesetzt.** Fragt sich bloss, was davon zu halten
und zu erwarten ist. Und, ganz am Rande dieser Entwicklung, was die – nach vier Jahrzehnten Verzögerung
auf die ersten entsprechenden Vorstösse – vom
schweizerischen Parlament nun endlich beschlossene
Einführung eines nationalen Krebsregisters heute noch
zu bringen vermag.

Zurück also zum Krebsregister: **Nachdem die Chance zu
einer Pioniertat gründlich vertan wurde, fällt der besagten Entscheidung allenfalls noch die Bedeutung einer Alibiübung im Me-too-Bereich zu.** Denn inzwischen
gibt es in dieser Domäne Erkenntnisse, die jenen eines

rein schweizerischen Registers über Morbiditäten und Mortalitäten im Krebs-Bereich weit vorausgeeilt sind. So beispielsweise Wissensbausteine über die Zusammenhänge zwischen Stress und Krebs und über die Einflüsse elektromagnetischer und geopathischer Strahlungen auf die Genese von Stress und stressbedingten Befindlichkeitsstörungen. Das Einzige, was ein nationales Krebsregister noch zu liefern vermag, sind allfällige Unterschiede mit Bezug auf die Regionen, die curricula und die Versorgung. Doch auch solche Fragen dürften durch die Morbiditätsregister anderer Länder mittlerweile grösstenteils beantwortet werden können. Viel wichtiger wäre es demzufolge, den Fokus auf die Finassierung, die allgemeine Akzeptanz und die politische Umsetzung sinnvoller Digitalisierungen zu legen.

Wert und Nutzen von elektronischen Patientendossiers definieren sich über Initialdiagnose und stringenten Aufbau

Damit gelangen wir zum eingangs erwähnten Erfordernis, welches von der Digitalisierung optimal erfüllt werden kann – den elektronischen Patientendossiers (EPD). **Sie sollen gewährleisten, dass die gesundheitliche Historie eines Patienten im Dienste sicherer Anamnesen stets verfügbar bleibt und nicht bei jedem Arztwechsel wieder neu erfragt und erstellt werden muss** – was nicht nur zeitaufwändig und kostspielig, sondern auch mit einer Fülle potentieller Fehlerquellen behaftet ist. So kann einfach – selbstverständlich mit dem Einverständnis der Patienten – das Dossier weitergereicht werden. Allerdings machen solche EPDs nur dann Sinn, wenn von einer möglichst gesicherten Grundlage aus-gegangen werden kann, jederzeit eine ganzheitliche Nachuntersuchung im analogen Modus durchgeführt werden kann und wenn sich somit nicht jeder neue Therapeut durch einen Wust realer und virtueller Da-ten durcharbeiten muss, ehe er zum Kern der Sache ge-langt.

Deshalb sollten Patientendossiers stets nicht nur chronologisch, sondern auch von unten nach oben an-gelegt werden. Will heissen: Mit einer initialisierenden Gesamtdiagnose, welche auch eine qualifizierte Stress-diagnose einschliesst, über weitere diagnostische Schritte in der Form einer Wiederholung der Gesamtdi-agnose wie auch durch vertiefende Teil-Diagnosen bis hin zur Formulierung therapeutischer Strategien und schliesslich zu den entsprechenden Erfolgskontrollen führt. Dies setzt natürlich voraus, **dass der gesamte Ge-sundheitsbetrieb so aufgebaut wird, dass Fehldiagno-sen und Falschbehandlungen weitgehend ausge-schlossen werden können und mit der initialisieren-den Gesamtdiagnose ein Qualitätssicherungs-System assoziiert wird, welches in der Folge stetig nachge-führt und aktualisiert werden kann.** Und welches zu-gleich auf Datenbanken Zugriff nehmen kann, die auf potentielle Fehlschlüsse sowie Interaktionen in Be-handlung und Medikation hinweisen.

Hilfreich kann die Digitalisierung auch im Bereich der Gensequenzierung sein, die mit den neuen Analyse- und Korrelationsmethoden weitaus rascher und kos-tengünstiger ausgeführt werden kann als bisher. Dies allerdings vorwiegend dann, wenn die entsprechenden

Erkenntnisse bereits für die Prävention aktivierbar sind und nicht bloss dazu dienen, die personalisierten Therapieformen zu favorisieren, zu forcieren und zu eigentlichen cash cows zu entwickeln. Denn genau hier liegt der eigentliche Pferdefuss des Digitalisierungs-Hype: Dass nämlich in der Forschung darauf hingearbeitet wird, dass die Resultate und Erkenntnisse den Big Players vorbehalten bleiben, die auf dieser Basis die individuelle Medizin mit ihren geradezu astronomischen Applikationskosten – welche mit den entsprechenden Margen Hand in Hand gehen – stetig ausbauen, während man die Sozial- und Präventivmedizin, die von diesen Erkenntnissen wohl am meisten profizieren könnte, einmal mehr in die Röhre gucken lässt.

Nutzen von Digitalisierung und Reform anhand eines praktischen Beispiels

Wie die heutige medizinische Versorgung in der Regel abläuft und welche Optimierungen ein von Grund auf reformiertes Versorgungskonzept unter Einschluss der Digitalisierung ermöglicht, **sei hier aufgrund eines realen und alltäglichen Beispiels aus der Praxis exemplifiziert**: Ein Mittfünfziger, der Opfer eines behördlichen Übergriffs im Finanzbereich geworden war und dabei in eine kryptische Stress-Situation geriet, wurde nach einer dramatischen Gewichtszunahme und Ödembildungen an den Beinen in die Notfallstation eines schweizerischen Kantonsspitals eingeliefert. Dort stellte der diensthabende Arzt eine Herzschwäche in Verbindung mit einer akuten Nieren-Insuffizienz fest.

Folgerichtig erhielt der Patient eine Medikation mit Betablockern und Diuretika, wobei erstere den Herzmuskel stärken und letztere den Nierendurchsatz erhöhen. In den folgenden 10 Tagen wurde der Patient – der während dieser Zeit rund 20 kg Körpergewicht in der Form aufgestauten Wassers verlor – verschiedenen Untersuchungen unterworfen, so namentlich einem 24h-EKG, je einer Ultraschall-Untersuchung der Beinvenen und des Herzens sowie einer Angiologie der Herzkammern. Sowohl EKG wie auch Bein-Ultraschall zeigten keine negativen Resultate, während die Herz-Insuffizienz durch die entsprechende Ultraschall-Untersuchung – die auch „Herz-Echo" genannt wird – bestätigt wurde. Die aufwändige Angiologie dagegen hätte man sich getrost ersparen können. **Nach 10 Tagen wurde der Patient ohne Befund entlassen.** Die Ödeme, welche an zwei Stellen zu einem offenen Bein geführt hatten, wurden vom Hauspflegedienst noch während drei Wochen behandelt.

Eine wenig später in einer kleinen, mit dem Oberon-System arbeitenden Privatklinik durchgeführte Untersuchung ergab, dass der Patient als Folge eines hohen mentalen Drucks eine starke Stressbelastung in der Form einer neurovegetativen Dysbalance aufwies – die im Spital nicht erkannt wurde – und dass dieses Ungleichgewicht noch verstärkt wurde durch elektromagnetische Felder, die in der Nacht den Abbau der täglich neu hinzukommenden Stressbelastungen verhinderten. Ausserdem **war der Organismus des Patienten einem starken energetischen Abbau unterworfen,** der mit einer Annex-Funktion des diagnostischen Systems kompensiert werden konnte.

Frage: Wie wäre diese Untersuchungs- und Behandlungskaskade unter den Bedingungen eines von der Basis her reformierten Gesundheitswesens – wie es in diesem Buch thematisiert wird – abgelaufen? **Hier hätte sich der Patient nach einer kurzen Rücksprache mit einer Auskunftsstelle an einen Gesundheitscoach gewandt. Dieser hätte mittels eines prädiagnostischen Systems festgestellt, dass die Ursache bei einer starken Stressbelastung mit Verstärkung durch elektromagnetische Felder lag.** Der Patient hätte gleich vor Ort eine Instruktion erhalten, mit welcher er sein vegetatives Nervensystem wieder in die richtige Balance hätte bringen können. Zugleich hätte ihm der Gesundheitscoach ein Gerät und allenfalls auch eine Matte vermittelt, welche elektromagnetische und geopathische Strahlungen von der Schlafstätte fernhalten.

In der Folge wäre der Patient mit dem Primärbefund an den Hausarzt überwiesen worden, der die adäquaten Medikationen veranlasst und anschliessend auch die Erfolgskontrolle übernommen hätte. Die offenen Beine wären in der Praxis behandelt worden – mit einer neuartigen Methode und neuartigem Wundauflagematerial, die zusammen innerhalb von Wochenfrist einen Wundverschluss herbeigeführt hätten. Und für den Fall, dass die Herzinsuffizienz trotz Stressabbau persistiert hätte, wären die sich aufdrängenden Sekundäruntersuchungen – so insbesondere Elektrokardiogramm und Herz-Ultraschall – vom Hausarzt veranlasst worden. **Dieser Ablauf mit dem gleich zu Beginn festgestellten Ursachenspektrum wäre ambulant erfolgt und hätte einen Bruchteil der Mittel verschlungen, die der beschriebene konventionelle Weg verursachte.** Und aus-

serdem hätte im gleichen Zug eine elektronische Pati-
entenakte einer höheren Qualität angelegt werden
können, die nicht nur der Gewährleistung der rationellen Informations-Weitergabe, sondern zugleich der
Qualitätssicherung gedient hätte.

Enorme Vorteile einer sinnvollen, digital gestützten Patienten-Betreuung

**Fazit: Durch eine zügige Reorganisation des Gesund-
heitswesens im hier vorgeschlagenen Sinne lässt sich
nicht nur eine Kostendegression in der allgemeinen
medizinischen Versorgung bei gleichzeitiger Verbesserung des Versorgungsstatus herbeiführen, sondern es
könnten im gleichen Zuge auch die Voraussetzungen
für ein effizientes Qualitätssicherungssystem geschaffen werden.** Im Gefolge würden sich gewisse Probleme, die in jüngerer Zeit gross thematisiert wurden und
Forderungen nach subito-Lösungen provozierten – wie:
unnötige Behandlungen und Operationen, inadäquate
Medikationen, unwirksame Heilmittel, überrissene
Arzthonorare, stationäre statt ambulante Behandlungen etc. – dank der neuen Transparenz wie von selbst
lösen.

Denn **letztlich wird das elektronische Patientendossier
in seiner Doppelfunktion als Qualitätssicherungs-
Instrument wie eine Art Blockchain wirken,** die – wenn
sie der Patient zur Einsichtnahme und Nutzung freigibt
– jede gesundheitliche Massnahme und deren Resultate schonungslos dokumentiert – nota bene auch eine
ungenügende Compliance der Patienten.

Im Dienste von Qualitätssicherung
und Prävention:

Die Diagnostik als Kernkompetenz und Schlüsselproblem der medizinischen Versorgung

Am Anfang der Behandlung kranker Menschen steht üblicherweise die Diagnose. Aus ihr entwickelt der behandelnde Arzt sein therapeutisches Konzept. Leider findet dieser banale Sachverhalt kaum Beachtung, wenn es um die Frage geht, ob und mit welchen Mittel die heute davongaloppierenden Gesundheitskosten in den Griff zu bekommen wären. Dabei böten sich gerade auf diesem Gebiet neue und vielversprechende technische wie auch konzeptionelle und organisatorische Ansätze. Und zugleich die Chancen, frühzeitig auf die Ursachen verbreiteter Befindlichkeitsstörungen (wie zum Beispiel pathogener Stress) zu stossen, die den Aufwand für das Gesundheitswesen extrem in die Höhe treiben. Effektiv könnte die Präventivmedizin von den neuen Methoden ganzheitlicher Diagnostik enorm profitieren.

Was in der Diagnostik schief läuft

Um einen leidenden Menschen adäquat behandeln zu können, sollte man zumindest ansatzweise wissen, was ihn überhaupt plagt. Das klingt einfacher als es ist.

Denn obwohl heute modernste und hochdifferenziert arbeitende Systeme zur Verfügung stehen, mit welchen sich Einzelereignisse recht gut abbilden lassen (z.B. mit Magnetresonanz-Tomografie, Ultraschall und labortechnischen Analysen von Stoffwechselprodukten) ist nach wie vor ein grosser Teil aller Diagnosen falsch, fehlerhaft oder nicht zielführend. Denn selbst zutreffende Diagnosen liefern in den meisten Fällen lediglich eine situative Analyse des medizinischen Problems, wogegen zwei weitere wichtige Aspekte fehlen, nämlich:

1. Die Ursache des medizinischen Problems

2. Eine Übersicht über die allgemeine physische und psychische Verfassung der Patienten

Erstere vermittelt Informationen darüber, wo mit der Lösung des Problems angesetzt werden sollte und letztere zeigt auf, auf welche Imponderabilien bei einem entsprechenden Eingriff Rücksicht genommen werden sollte oder muss. Im aktuellen Medizinbetrieb gelangen diese beiden Aspekte – wenn überhaupt – nur marginal zum Zug. In der Regel versucht man, das offensichtlich zutage tretende Problem zu analysieren und möglichst effizient zu lösen. **Was oft allein schon deshalb misslingt, weil das entsprechende Problem nicht in seinen Zusammenhängen gesehen wird**, häufig Ursachen nicht erkannt und ebenso häufig Multimorbiditäten übersehen werden.

Hilfreiche Diagnosen verlaufen von unten nach oben

Dabei sollten sich diagnostische Prozesse stets von unten nach oben vollziehen – d.h. zunächst sollte man sich ein Bild vom Allgemeinzustand der Patienten machen können, was in den meisten Fällen auch schon erste Hinweise zu den Ursachen liefert. Und was allein schon deshalb tunlich erscheint, weil **eine ursächliche Behandlung das Risiko von Rezidiven, Nebenwirkungen und Folgeschäden wie auch von Chronifizierungen deutlich herabsetzt.**

Zwar waren **frühere, primär von den Hausärzten praktizierte Diagnosemethoden oft darauf ausgerichtet, sich zunächst ein Bild vom Allgemeinzustand der Patienten zu verschaffen.** Dieses Procedere hat sich jedoch im Verlaufe der Jahre aufgrund neuer Technologien, einer breiten Palette neuer Medikationen und einer gewissen Entfremdung zwischen Arzt und Patient – für den immer weniger Zeit zur Verfügung steht – weitgehend abgebaut. Wenn die gründlichen Basisdiagnosen, welche auch unter präventiven Gesichtspunkten Sinn machen würden, in den hochtechnisierten Ländern trotz erwiesenem Nutzen in den letzten Jahren kaum wieder Fuss zu fassen vermochten, so liegt dies vor allem an den folgenden Aspekten:

- Die Rationalisierung des Medizinbetriebs verlangt rasche und möglichst standardisierte Lösungen.

- Die Behandlung der Patienten hat nicht (mehr) zum Ziel, diese wieder gesund zu machen, sondern lediglich die Aufgabe, das zutage getretene gesundheitliche Problem zu lösen.

- Der immer grössere Anteil administrativer Aufgaben an einer medizinischen Versorgung beschränkt die Zeit, die für die Arbeit und den direkten Kontakt mit den Patienten zur Verfügung steht, immer mehr.

- Während in der HighTech-Diagnostik – wie beispielsweise den hochauflösenden bildgebenden Magnetresonanz-Verfahren – immer weitere Lösungen entwickelt werden, bestand bisher kaum Interesse für die Entwicklung und den Einsatz kostengünstiger Systeme, die den gesamten Organismus scannen.

Neue Chancen für eine effiziente Sozialmedizin

Dies, weil man **ganz offensichtlich aus den Augen verlor, dass die Primäraufgabe der Sozialmedizin darin besteht, die Menschen vor Krankheit und frühzeitigem Verfall zu bewahren.** Genau hier aber liegen nicht nur ihre Aufgaben, sondern auch ihre Chancen – und vor allem jene ihrer Patienten. Und die sind bereits greifbar, zumal in Russland unter dem Titel „Oberon" schon vor Jahren ein neuartiges System entwickelt wurde, mit dessen Hilfe sich der gesamte menschliche Organismus mittels einer Art magnetischen Dialogverfahrens auf den Zustand der einzelnen Organe und Zellareale abfragen lässt.

Da die evozierten Signale der einzelnen Zellen zu schwach sind, um differenziert analysiert werden zu können, wurden in jahrelanger Arbeit zehntausende von Anamnesen und Resonanzbildern ausgewertet, aus welchen schliesslich Muster entwickelt werden konnten, die sich erkennen und auswerten lassen. **Auf diese Weise lässt sich in kurzer Zeit – je nach Explorationstiefe in einer Zeitspanne von 20 bis 120 Minuten – ein Scan realisieren, der über die Spannung, den energetischen und den mikronährstofflichen Versorgungsgrad sowie den Allgemeinzustand der Zellen Auskunft gibt.** Dieses System, welches bereits substanziell weiterentwickelt wurde und welches noch einige Entwicklungsoptionen vor sich hat, ist hervorragend für eine Prä- oder Initialdiagnostik geeignet, die eine umfassende Übersicht über den aktuellen Allgemeinzustand der Patienten und Probanden vermittelt.

Der Scan zeigt auf, wo die Patienten ihre Probleme und Versorgungsdefizite haben und liefert – für den Fall, dass eine gesundheitliche Störung bereits im Frühstadium erkannt werden kann – **dem behandelnden Arzt wertvolle Indizien, wo er zur Vertiefung der diagnostischen Qualität und Präzision zu suchen hat und/oder wo er mit einer präventiven oder proaktiven Behandlung einsetzen kann.** Bereits wurden erste Systeme dieser Art – die mittlerweile von verschiedenen Produzenten gebaut werden – in einzelnen deutschen, österreichischen und schweizerischen Arztpraxen mit gutem Erfolg eingesetzt. Bislang vermochte sich jedoch die Technologie trotz einschlägiger Wirkungs- und Erfolgsnachweise nicht auf breiter Basis durchzusetzen.

Neu und zielführend: die Stress-Diagnose

Was auch für eine weitere Innovation gilt, für die von der Sachlage her noch grösseres Interesse bestehen müsste: **Vor wenigen Jahren gelang einem Team von Ingenieuren, Informatikern und Medizinern der biokybernetischen Richtung die Schaffung eines Systems für den wissenschaftlichen Nachweis von Stress.** Grundlage bildete die Polyvagal-Theorie des US-Mediziners Dr. Porges, mit deren Hilfe sie einen Weg fanden, die Regulationsleistung des vegetativen Nervensystems zu analysieren und zu messen. Diese bringt zum Ausdruck, wie sehr sich das Gegensatzpaar von Sympathikus und Parasympathikus im Gleichgewicht befindet oder von diesem abweicht.

Dazu muss man wissen, dass bislang das Vegetativum in der sogenannten „Schulmedizin" als weder diagnostizier- noch vom Menschen willentlich beeinflussbar galt. Sehr zu Unrecht, wie sich herausstellen sollte: Mit Hilfe der neu entwickelten „Neurovegetativen Regulationsdiagnostik" (die wir weiter unten noch detailliert vorstellen werden) lässt es sich ermitteln und protokollieren, ob und wie weit diese Regulationsleistung von der Norm abweicht. Wird dabei ein gewisser Wert unterschritten, befindet sich die Person im Stress. **Dank dieser neuartigen Diagnostik wurde ein Sachverhalt entdeckt, der sonst wohl noch lange Zeit verborgen geblieben wäre** (und von dem weiter oben bereits ausführlich die Rede war): **Die Tatsache, dass elektromagnetische Felder indirekt, aber massgeblich an der Stress-Genese beteiligt sind.**

Tatsächlich führt Elektrosmog zu einer Dauer-Aktivierung des Sympathikus und umgekehrt zu einer partiellen Behinderung des Parasympathikus, welcher in den Nacht- und Ruhestunden die Regeneration der Körperorgane und deren Zellareale steuert und der überdies das Immunsystem positiv und ausgleichend beeinflusst. **Wird diese Funktion teilweise unterbunden und damit der natürliche Stressabbau dauerhaft behindert, so kommt es zu pathogenem Stress,** der seinerseits am Anfang vieler Befindlichkeitsstörungen und chronischer Krankheiten steht. Dieser Sachverhalt wird zwar derzeit von den Gesundheitsbehörden und von der etablierten Medizin noch beharrlich ignoriert. Angesichts der Tatsache, dass sich Stress und stressbedingte Krankheiten munter weiter auf dem Vormarsch befinden, wird diese vorsätzliche Ignoranz wohl nicht mehr über lange Zeit weiter gepflegt werden können.

Daneben wurden in den letzten Jahren viele weitere und zum Teil vielversprechende diagnostische Verfahren entwickelt, die jedoch zu einem grossen Teil in den Fängen der Überadministrierung des gesundheitlichen Registrierungswesens stecken geblieben sind. Anderseits sind aber auch **verschiedene Entwicklungen im HighTech-Bereich nicht weitergekommen, weil dort jeder Hersteller traditionellerweise sein eigenes Gärtchen pflegt und sein eigenes Süppchen kocht.** So sind beispielsweise im Bereich der bildgebenden Verfahren über lange Zeit lediglich die Feldstärken weiter erhöht worden (n.b. in Bereiche, die für die Patienten bereits riskant werden können), um die Vorgänge im Körper präziser abbilden zu können. Dabei gibt es schon lange Möglichkeiten, mittels einer hohen Zahl gut dokumentierter Fallstudien einen Muster-Thesaurus aufzubauen, der eine höhere Präzision durch die Korrelation von Erfahrungswerten ermöglicht.

Wie man Chancen zu höherer Effizienz verschläft...

Parallel dazu wurden Möglichkeiten verschlafen, die Chirurgie (und hier vor allem die minimal invasiven Eingriffe) näher an die diagnostischen Resultate bildgebender Verfahren anzubinden. **Im Bereich der partiellen Prostata-Exzisionen hätte vor manchen Jahren schon die gesamte Operationspraxis stark „verschlankt" und damit kostengünstiger gestaltet werden können,** wenn die beiden auf diesem Gebiet führenden Systeme mittels geeigneter Interfaces gekoppelt worden wären. Und im Bereich der Analyse von nutritiven und pharmakologischen Metabolisierungsprozessen wäre man wohl schon viel weiter, wenn der vielversprechende Weg der Musterbildung und Mustererkennung eingeschlagen worden wäre.

So wurde denn über die Jahre hinweg vieles von dem verpennt, abgeblockt oder konterkariert, was die Diagnostik um grosse Schritte hätte vorwärtsbringen können. Schuld daran sind primär die **Gesundheitsbehörden, die schon vor vielen Jahren die Bedeutung sowohl der Basis- wie auch der Spitzendiagnostik für die Sozial- und für die Spitzenmedizin hätten erkennen müssen.** Zumindest wäre es ihre vornehme Pflicht gewesen, sich über künftige Erfordernisse und ihre eigene Rolle Gedanken zu machen und die Entwicklungen auf den Gebieten der Medizin, der Komplementärmedizin und der Medizintechnik zu beobachten. Dabei spielen die Qualität und die Zuverlässigkeit der Diagnostik eine zentrale Rolle.

... und welche Rolle dabei die Gesundheitsbehörden spielen

In der Regel aber legen die Funktionäre der Gesundheitsämter die Hände in den Schoss, bis die Industrie mit neuen Vorschlägen, neuen Verfahren und neuen Systemen an sie herantritt – um dann nach ihren Anforderungsprofilen und Reglementen (die kaum je kritisch hinterfragt werden) zu prüfen, ob die Sache die Zulassungskriterien erfüllt. Wenn diese behördlichen Entitäten von aussen nach ihrem Wissensstand befragt werden, so wird den lästigen Fragestellern beschieden, dass man sich selbstverständlich auf dem neuesten Stand des Wissens befinde. Die real existierenden Wissensdefizite kommen in der Regel erst zum Vorschein, wenn die Leute zu einer Stellungnahme bewegt werden können. Unter diesen Prämissen ist auch die folgende Geschichte zu verstehen:

2015 hat das schweizerische Gesundheitsdepartement einen Vorschlag zur Qualitätskontrolle im Gesundheitswesen vorgelegt, der wohl nichts anders gebracht hätte als einen kontraproduktiven administrativen Überbau über dem gesamten schweizerischen Gesundheitswesen zulasten der Krankenversicherten. Somit **eine noch aufwändigere Krankheitsverwaltung anstatt einer Gesundheitsförderung.** Dass dabei die Diagnostik als zentraler Faktor einer medizinischen Qualitätskontrolle kaum thematisiert wurde, zeigt die fachliche Ignoranz und Orientierungslosigkeit einer Behörde, die in unstrukturierten Aktivismus ausbricht, ehe sie das Problem überhaupt erfasst hat. Und die jede proaktive Auseinandersetzung mit ihrem Auftrag vermissen lässt.

Das gleiche triste Bild zeigt der Bericht einer von der schweizerischen Landesregierung eingesetzten **Expertengruppe über „Kostendämpfungsmassnahmen zur Entlastung der obligatorischen Krankenversicherung"**, die über weite Strecken vom naiven Glauben an die Validität von Vorschlägen geprägt werden, deren Nutzlosigkeit sich schon in früheren Alibiübungen ähnlicher Art erwiesen hat. Weiter fällt auf, dass die Expertengruppe das bestehende Gesundheitswesen in seinen heutigen Grundstrukturen lediglich auf Sparpotentiale im ökonomischen und administrativen Bereich abgeklopft hat, **nicht aber neue Entwicklungen prüfte, die zu mehr Effizienz bei zugleich geringerem Aufwand führen könnten**. Und schliesslich brachten es die Experten auch fertig, ihre Studie unter weitgehender Ausklammerung der Patienten zu verfassen, für die ja die gesamte Branche tätig ist und die als die eigentlichen Auftraggeber zu betrachten wären.

Handlungsbedarf erkennen statt Lethargie pflegen

Fazit: Wer nach Dutzenden nutzloser Übungen im Gesundheitsbereich immer noch glaubt, dem Problem der disproportionalen Kostenentwicklung ohne substanzielle strukturelle Massnahmen und **durch konsequentes Ignorieren von neuen medizinischen und präventivmedizinischen Lösungsansätzen beikommen zu können**, benötigt offenbar selber Hilfe und sollte diese in einem anderen Personen- und Kompetenzkreis suchen als bloss im eigenen Gärtchen danach zu graben. Umgekehrt wäre es dringend angezeigt, in dieser Behörde ein mit externen Fachkräften erweitertes Team zu bilden, welches sich fundamental und ohne Scheuklappen mit Fragen der Diagnostik, mit weiteren aktuellen Themen sowie mit deren Bedeutung für eine effiziente und bezahlbare Sozialmedizin auseinandersetzt. Der erschreckende Skandal um die mit minderwertigen Materialien zusammengebastelten Brustimplantate hat hier eine schlicht unerträgliche behördliche Nachlässigkeit erkennen lassen.

Das fachliche Defizit der zuständigen Behörden im Bereich der Diagnostik ist übrigens darauf zurückzuführen, dass **medizinische Systeme von privaten Prüfstellen (sogenannten „benannten Stellen") begutachtet werden, die für ihre Arbeit von den Herstellern honoriert werden.** Womit Gefälligkeiten als systemimmanent zu betrachten sind. Die Zulassungsbehörden treffen ihre Entscheidungen in der Folge lediglich aufgrund dieser Gutachten, was es ihnen umgekehrt gestattet, sich nur marginal mit entsprechenden fachlichen Aspekten auseinanderzusetzen. Dabei hätten die Gesundheitsbehörden alle Ursache, sich gründlich mit all jenen Systemen zu befassen, die letztlich entscheidend zur Qualität der medizinischen Versorgung beitragen.

Und noch etwas zeigt der erwähnte Fall mit aller Deutlichkeit: Nach solchen Fehlleistungen – immer vorausgesetzt, dass sie mit einem entsprechenden Presseecho verbunden sind – wird stets nach Schuldigen gesucht und nach Möglichkeit werden diese auch bestraft. Danach hält man den Fall für erledigt. **Dass dabei immer**

die Patienten die Suppe auslöffeln müssen, scheint die Verantwortlichen nicht weiter zu bekümmern. Dabei könnten manche dieser Fälle – von denen ja zumeist nur die grauslichsten an die Oberfläche kommen – vermieden werden, wenn die zuständigen Behörden sich mehr für die Zukunft als für die Vergangenheitsbewältigung interessieren.

Im Sinne präventiver Effizienz:

Keine Diagnostik
ohne Stress-Diagnose!

Seriösen Morbiditätsstudien zufolge sind rund 80 % aller gesundheitlichen Störungen und über 95 % aller chronischen Leiden direkt oder indirekt mit pathogenem Stress assoziiert. Zentraler Aspekt jeder Primärdiagnose sollte es deshalb sein, Auskunft über die Stressbelastung der Patienten zu vermitteln. Dies umso mehr, als pathogener Stress nicht nur den Ausbruch von Krankheiten begünstigt und deren Verlauf negativ beeinflusst, sondern ausserdem jede Therapie konterkarieren kann. Pathogener Stress entsteht durch eine Dysbalance zwischen Sympathikus und Parasympathikus, den beiden „Gegenspielern" des vegetativen Nervensystems. Ein solches Ungleichgewicht kann erst seit Kurzem nach wissenschaftlichen Kriterien gemessen und analysiert werden; vorher galt das menschliche Vegetativum als weder diagnostizier- noch willentlich beeinflussbar. Dank der neu entwickelten Methode der „neurovegetativen Regulationsdiagnostik" gehören die früheren diagnostische Lücken im Bereich der Stressbelastung der Vergangenheit an. Allerdings nur, wenn das System auch eingesetzt und professionell genutzt wird.

Die moderne Medizin erzielt zwar auf vielen Einzelgebieten ihres Wirkens stupende Erfolge und gelangt zu stets neuen Erkenntnissen, aber sie bleibt – gemessen an den munter kletternden Kosten – in ihrer Gesamtleistung ausgesprochen suboptimal. Die Politik wiederum versucht der so genannten "Kostenexplosion" durch zunehmenden Druck auf die Leistungserbringer (Kliniken, Ärzte, Pharmazie) beizukommen, betreibt damit aber letztlich **nur Symptombekämpfung, weil sich nun einmal ein komplexes systemisches Problem nicht mit wesensfremden organisatorischen und wettbewerbsspezifischen Mitteln lösen lässt.**

Ein effektiver Lösungsansatz kann somit nicht in einer besseren Verwaltung der Krankheit oder einer Rationierung der Leistungen und des Einsatzes ihrer Erbringer gefunden werden, sondern sie muss auf eine bessere Leistungs- und Ressourceneffizienz abzielen. Die zunehmende Zahl kostspieliger Multimorbiditäten und Chronifizierungen ist ein deutlicher Hinweis dafür, in welche Richtung entsprechende Überlegungen und Massnahmen zu zielen haben.

Der Schlüssel dazu heisst "Diagnostik": Im Gegensatz zur heute gelebten Praxis liegt hier der Ansatz nicht in einer besseren Koordination und Homologierung mehrerer Einzeldiagnosen mit sich teilweise widersprechenden Befunden, sondern vielmehr im **besseren Verständnis des "biokybernetischen Systems Mensch" mit seinem neurovegetativen Regulationssystem.** Oder salopp ausgedrückt: Wenn es gelingt, den "menschlichen Zentralcomputer" für eine Basisdiagnose zugänglich zu machen, so läge hier der Ansatz für eine nachhaltigere und damit kosteneffizientere Humanmedizin.

Das Verstehen der Polarität im vegetativen Nervensystem als Schlüssel zu einer fundamentalen Diagnostik

Am Anfang steht hier die Erkenntnis, dass Gesundheit wie Krankheit einem multifaktoriellen Geschehen unterliegen. Dabei gilt es zu unterscheiden zwischen äusseren und inneren Faktoren oder Signalumgebungen. Zu den äusseren zählen beispielsweise gesunde und nährstoffreiche Nahrungsmittel und eine gute Vitalsituation auf der positiven sowie toxische Belastungen, Strahlung und Elektrosmog wie auch akustische Belastungen auf der negativen Seite. Umgekehrt wird die innere Signalumgebung von Faktoren bestimmt, die in der Struktur, der Historie und der Entwicklung der einzelnen Persönlichkeit liegen. Denkgewohnheiten, Verhaltensmuster, emotionale Stabilität oder Labilität gehören ebenso dazu wie die Nachwirkungen traumatischer oder positiv motivierender Erlebnisse.

Die Charakteristiken dieser individuellen, inneren Signalumgebung bestimmen letztlich darüber, wie weit Gegebenheiten im äusseren Signalumfeld – beispielsweise Disharmonien und Konflikte im privaten oder beruflichen Umfeld – sich zu Stressfaktoren auswachsen und – je nach deren Intensität und Dauer – zu wesentlichen bis bestimmenden Aspekten und Ursachen für chronische Erkrankungen werden.

An der Verbindungsstelle zwischen innerer und äusserer Signalumgebung steht **eine Art "Interface", welches jedem Mediziner unter dem Begriff "vegetatives Nervensystem" oder auch "autonomes Nervensystem" geläufig ist. Dennoch findet es in der medizinischen Praxis kaum Beachtung.** Sehr zu Unrecht. Denn gerade hier liegt der Schlüssel zur Entstehung schwerer und chronischer Krankheiten wie auch zum Verständnis von Ätiologie und Pathogenese.

Das vegetative Nervensystem bildet eine Polarität: Auf der einen Seite befindet sich der Sympathikus, welcher den Menschen befähigt, umgehend auf alle Situationen im Sinne der Selbsterhaltung zu reagieren – getreu dem im Stammhirn angelegten archaischen Muster von Angriffs- und Fluchtverhalten. Wird der Sympathikus aktiviert, so werden alle Funktionen unseres Organismus, die nicht für das kurzfristige Überleben benötigt werden, mehr oder minder stark reduziert oder gar kurzfristig ausgeschaltet. Zu diesen Funktionen gehören alle inneren Aktivitäten, die mit Regenerations- und Heilungsprozessen verbunden sind, einschliesslich des Immunsystems.

Ungleichgewicht zwischen Sympathikus und Parasympathikus – Hauptursache gesundheitlicher Störungen.

Die Polarität, die für die Aufrechterhaltung dieser Funktionen sorgt, heisst Parasympathikus. Gesundheit erfordert eine Balance zwischen diesen beiden Polen, die beide lebenswichtige Aufgaben erfüllen. **Es ist nachvollziehbar, dass ein längeres bzw. anhaltendes Un-**

gleichgewicht zwischen Sympathikus und Parasympathikus zu gesundheitlichen Störungen führen muss. Dies ist insbesondere dann der Fall, wenn über längere Zeit hinweg oder permanent eine Überaktivität des Sympathikus vorliegt, die die regenerativen Prozesse auf Dauer einschränkt oder blockiert.

Ein Organismus, der sich nicht regenerieren kann, reagiert früher oder später mit gesundheitlichen Störungen. Das reicht von der höheren Anfälligkeit für Infektionen der oberen Atemwege über die multiplen, zur Chronifizierung neigenden Krankheiten des rheumatischen Formenkreises bis hin zu den Krebserkrankungen. In der medizinischen Praxis werden solche Erkrankungen in der Regel symptomatisch behandelt, da konkrete Hinweise auf die eigentlichen Ursachen fehlen. Und auch eine noch so differenzierende **konventionelle Diagnostik gibt zwar Auskunft über die Art und Schwere der Erkrankung, nicht aber über deren effektive Ursachen.**

Nun hat es sich zwar längst herumgesprochen, dass Stress zu den Auslösern mancher Krankheiten zu zählen sei. Dass **Stress aber seinerseits als Folge eines sich im Dauer-Ungleichgewicht befindlichen vegetativen Nervensystems zu betrachten** ist und dass hier die eigentlichen Ursachen für viele persistierende Krankheiten und schlechte Behandlungserfolge liegen, ist in dieser absoluten Form eine neue und noch kaum verbreitete Erkenntnis.

Allerdings: So lange dieser Sachverhalt nicht ausreichend anhand standardisierbarer und reproduzierbarer Messungen nachgewiesen werden kann, ist dies nicht weiter erstaunlich. Denn **die objektive Messbarkeit entsprechender Entwicklungen und die Nachprüfbarkeit damit verbundener Aussagen bildet seit jeher die Voraussetzung dafür, dass die Medizin bereit ist, sich auf entsprechende neue Behandlungsstrategien einzulassen.**

Medizintechnische Schlüssel-Innovation: Ein zuverlässiges System für die neurovegetative Regulationsdiagnostik mit breitem Applikationsspektrum…

Es darf deshalb als eigentliche Schlüssel-Innovation in der Medizintechnik gewertet werden, dass es nunmehr auf der Basis einer rund 30-jährigen Forschungs- und Entwicklungstätigkeit **gelungen ist, ein diagnostisches System zu realisieren, welches die zur Analyse der neurovegetativen Regulation massgeblichen Parameter auf relativ einfache Weise abzugreifen und in weiteren Schritten in klare diagnostische Aussagen umzusetzen vermag.** Der so genannte "Proof of Concept" des Systems konnte inzwischen in zahlreichen schlüssigen Vergleichsmessungen erbracht werden: Die ermittelten Messwerte erwiesen sich als zuverlässig und reproduzierbar; die Auswertungen als aussagekräftig und praktisch umsetzbar.

Dass das neue System die Voraussetzungen erfüllt, um die Effizienz und Werthaltigkeit der klassischen wie auch der komplementären Medizin in Prävention und Therapie nachhaltig zu stärken, zeigt sich nicht nur in seiner Fähigkeit, den Ursachen schwerer und chronischer Leiden und Multimorbiditäten auf den Grund zu gehen, sondern auch in der **eindrücklichen Bandbreite seiner Einsatzmöglichkeiten**, als da sind:

• *Frühwarnsystem:* Lange bevor irgendwelche gesundheitlichen Konsequenzen einer neurovegetativen Dysbalance spürbar werden, lassen sich bereits Aussagen darüber treffen, ob sich der Organismus im Gleichgewicht befindet oder ob mittel- oder langfristig die Gefahr negativer Konsequenzen aus einer dauerhaft einseitigen Überaktivität besteht.

• *Gesundheits-Check:* Der von vielen Ärzten angebotene und von manchen Krankenkassen mitfinanzierte Gesundheits-Check lässt sich mit der Komponente der neurovegetativen Diagnose ungleich präziser und aussagekräftiger gestalten, als dies mit dem meist vagen Interpretieren von Laborwerten möglich ist. Dies umso mehr, als bei Verdacht auf potenzielle Störungen immer noch differentialdiagnostisch nachgefasst und entsprechende Risiken genauer definiert und eingegrenzt werden können.

• *Einstiegs-Diagnose im Krankheitsfall:* Als Initialdiagnostik ist die neurovegetative Regulationsdiagnose ratsam bzw. indiziert – insbesondere dann, wenn diffuse Krankheitsbilder oder solche therapieresistenter Patienten vorliegen und sich ein fundierter diagnostischer Ansatz aufdrängt.

• *Begleitdiagnostik bei schweren Krankheiten* wie beispielsweise chronische Herz-Kreislauf-Insuffizienzen oder Krebs, aber auch chronifizierte Krankheiten wie Leiden des rheumatischen Formenkreises. Hier kann die neurovegetative Regulationsdiagnostik Wege aufzeigen, wie selbst ein scheinbar unaufhaltsamer Krankheitsverlauf noch günstig beeinflusst werden kann. *Monitoring:* Mit dem System lässt sich der Therapieverlauf periodisch überprüfen – und zwar nicht nur auf rein somatischer, sondern auch auf interaktiver somatisch-psychischer Ebene. Die objektive, plastische ad-hoc-Darstellung eines positiven Verlaufs wirkt zudem auf Patienten motivierend.

... schafft die Voraussetzung für effizientere therapeutische Massnahmen und für bessere Heilungserfolge.

Nun hilft allerdings selbst die präziseste und zuverlässigste Diagnose nicht wirklich weiter, wenn bezüglich des sich daraus ergebenden Handlungsbedarfs wie auch des einzuschlagenden therapeutischen Wegs Ratlosigkeit herrscht. Hier wollte es der Zufall, dass innerhalb der Arbeitsgemeinschaft Innovationscontainer weitere Teams am Werk waren, deren Erkenntnisse und Entwicklungsarbeiten eine perfekte Ergänzung zur neurovegetativen Regulationsdiagnostik abgeben. Insgesamt handelt es sich um **fünf Massnahmen zu Stressvermeidung und Stressabbau.** Konkret:

- Massnahmen zur Elimination elektromagnetischer Felder.

- Massnahmen zur Abschirmung geopathischer Strahlungen.

- Respiratorische Modulation, eine auf die rhythmische Regulation des Vegetativums fokussierte Atemtechnik.

- Die Antistress-Gesichtsmassage und die Antistress-Maske, eine auf das vegetative Nervensystem einwirkende Stimulations- und Abschirmungstechnik.

- Die Supplementation des Balance- und Regenerationshormons Melatonin

Die elektromagnetischen Felder können mit einem System von Gegenschwingungen neutralisiert werden. Dadurch lassen sich Räume oder ganze Liegenschaften – insbesondere jedoch Schlafräume, wo sich elektromagnetische Strahlung besonders stressfördernd auswirkt – gleichermassen „entstören". **Zugleich können geopathische Strahlungen**, die auf Wasseradern, Gesteinsbrüche, Erdverwerfungen sowie sog. Currynetze und Hartmanngitter zurückzuführen sind, **mittels neuartiger Isolationsnetze ferngehalten werden**. Damit werden sowohl deren direkte negative Einwirkung auf den Organismus des Menschen wie auch die indirekte Wirkung über die Begünstigung der Bildung von Elektrosmog ausgeschaltet.

Bei der respiratorischen Modulation dagegen handelt es sich um eine **spezifische Atemtechnik, deren Rhythmus sich auf das vegetative Nervensystem überträgt** und dieses nach Stress-Situationen oder auch präventiv ins Gleichgewicht bringt. Diese Atemtechnik kann mit dem System für die neurovegetative Regulationsdiagnostik, welches die Wirkung dieser rhythmischen Atembewegungen in Echtzeit abbildet, erlernt werden. Das System wird zu diesem Zweck im Monitor-Modus betrieben.

Diese Methode – die von Schauspielern in ähnlicher und spontaner Form schon seit langem gegen das Lampenfieber genutzt wird – ist für die Fachwelt insofern neu und überraschend, als man bislang davon ausging, dass das vegetative Nervensystem – welches auch das "autonome Nervensystem" genannt wird – vom Menschen nicht direkt, sondern bloss indirekt beeinflusst werden kann; so insbesondere durch verhaltensmodifizierende Massnahmen und meditative Techniken. Nun zeigt jedoch die zu Monitoring-Zwecken im Echtzeit-Modus eingesetzte neurovegetative Regulationsdiagnostik, dass **auch spezifische, auf die Korrektur defizienter Regulation fokussierte Atmungstechniken die beiden Polaritäten des neurovegetativen Systems in die Balance bringen können.**

Bei der Antistress-Maske wiederum handelt es sich um eine textile Matte, welche übers Gesicht gelegt wird und dieses vollständig von potentiell störenden Fremdschwingungen abschirmt. Dadurch kann die zuvor angewendete Stressabbau-Massage – welcher ebenfalls die Gesichtsnerven unterzogen werden und mit deren Hilfe eine **direkte Einwirkung auf die Hirnströme und auf die Balance des Vegetativen Nervensystems** ermöglicht wird – nachwirken und die dabei erzielten Effekte konsolidiert werden.

Mit der Supplementation von Melatonin schliesslich können die spezifisch regenerativen und ausgleichenden Eigenschaften dieses Schlüsselhormons genutzt werden: Dies insbesondere bei Leuten über 40, bei de-

nen die Eigenproduktion von Melatonin in der Zirbeldrüse stark nachlässt. **Denn Melatonin bringt sowohl
das Stammhirn als Sitz des Vegetativums als auch den
gesamten Hormonhaushalt des Menschen in eine bessere Balance.** Und auch die regenerativen Funktionen
wirken sich letztlich stressmindernd aus.

Konkret bedeutet dies, dass unter persistierendem psy-
chischem Druck stehende Personen vielfältige Möglichkeiten erhalten, Stress zu vermeiden bzw. zu kompensieren und sich damit vor Burnout und stressbedingten
Krankheiten zu schützen. Und darüber hinaus die Chance, **durch Stress entstehende oder ausgelöste Krankheiten indirekt und gleichsam autotherapeutisch zu
heilen.** Solche in der praktischen Medizin häufig als
"Spontanremissionen" bezeichnete Heilungsprozesse
sind sowohl auf die Ausschaltung von stressfördernden
elektromagnetischen und geopathischen Feldern, auf
die Wiedergewinnung des regenerativen Potenzials wie
auch auf die **Deblockierung eines durch Stress faktisch
immobilisierten Immunsystems** zurückzuführen.

Doch selbst wenn eine Krankheit bereits weit fortge-
schritten ist und eine Spontanremission nicht zu erwarten steht, können die auf die Wiedergewinnung der
neurovegetativen Balance gerichteten Massnahmen
von grossem Nutzen sein. Denn **Stress kann nicht nur
Krankheiten generieren und auslösen, sondern auch
Patienten therapieresistent machen** – ein Phänomen,
über das leider noch kaum gesprochen wird, welches
aber ein wichtiger Aspekt bei der Beantwortung der
Frage sein dürfte, weshalb ein und dasselbe Therapie-
konzept beim einen Patienten Wirkung zeigt und beim
anderen nicht.

Die Optimierung der neurovegetativen Regulation – Schlüssel zu höheren Therapieerfolgen und geringeren Gesundheitskosten

Die **Entdeckung der neurovegetativen Balance als Schlüsselventil für Stressaufbau und Stressabbau ist nicht nur für die Präventiv- und Sozialmedizin, sondern auch für die Gesundheitskosten von absolut zentraler Bedeutung,** wenn man sich vor Augen hält, dass rund 80 % aller gesundheitlichen Störungen und über 95 % aller Chronifizierungen direkt oder indirekt mit Stress zusammenhängen. Und mit der neuen Methode der neurovegetativen Regulationsdiagnostik steht erstmals ein diagnostisches System zur Verfügung, mit dessen Hilfe Stress nach wissenschaftlichen Kriterien analysiert werden kann.

Die Stress-Diagnose in Echtzeit und die damit gegebene Möglichkeit des Stress-Monitorings wiederum haben zur Entdeckung der dominanten Einflüsse geführt, welche von elektromagnetischen Feldern auf die Stressgenese ausgehen. Damit können zugleich die Wirkungsnachweise für die verschiedenen Antistress-Massnahmen erbracht werden – so namentlich für die Elimination von elektromagnetischen und geopathischen Feldern, für die respiratorische Modulation, für den Einsatz der Antistress-Gesichtsmassage und - Maske wie auch für die Supplementierung des Hormonstoffs Melatonin.

Damit steht dem Gesundheitswesen – soweit dessen Ziele darauf fokussiert sind, Gesunde vor Krankheiten zu bewahren und Kranke gesund zu pflegen – **ein äus-**

serst potentes Arsenal und eine reelle Chance zur Verfügung, der medizinischen Grundversorgung bzw. den Patienten zu besseren Therapieerfolgen und den Allgemeinpraktikern, den Internisten und den Physiotherapeuten mit atemtherapeutischer Grundausbildung zu höherer Bedeutung zu verhelfen und zugleich die immer mehr aus dem Ruder laufenden Gesundheitskosten deutlich zu senken.

Die positiven gesundheitsökonomischen Effekte fangen bereits auf der Stufe der Systemkosten an: Wird die Regulationsdiagnostik systematisch als initial- oder prädiagnostisches Instrument eingesetzt – was nicht zwingend auf der Stufe der ohnehin schon durch multiplen administrativen Krimskrams überlasteten Hausärzte geschehen muss, sondern durch medizinisch geschultes Personal auf Stufe Pflege mit entsprechender Spezialausbildung gewährleistet werden kann – so dürften sich die System-Nettokosten einschliesslich Diagnose und Beratung auf den Tarif einer einfachen Konsultation stellen. **Und mit der Schulung im Bereich der respiratorischen Modulation wird den Patienten ein Know-how von bleibendem Wert vermittelt, mit welchem sie sich vor Stress und Burnout schützen und ihre Selbstheilungskräfte stets auf einem hohem Niveau halten können.**

Unzweifelhaft werden von der neuen Methode auch ärztliche Grundversorger und Therapeuten ökonomischen Nutzen ziehen können: In einem zunehmend kompetitiveren Branchen-Umfeld und **angesichts einer Kommunikationskultur, die immer stärker von interaktiven Prozessen übers Web und andere Kanäle so-**

wie von persönlichen Empfehlungen bestimmt wird, sprechen sich Heilungserfolge rasch herum. Der Gedanke erscheint somit nicht abwegig, dass Therapeuten, die ihren Patienten eine umfassende Hilfestellung in den Bereichen der Stressdiagnose, der Stressprävention und des Stressabbaus bieten, entscheidend zu einer effizienteren gesundheitlichen Grundversorgung beitragen können.

Wenn es somit gelingt, die im Gesundheitswesen ganz allgemein vorherrschende Innovationsresistenz zu überwinden und die Methode auf breiter Basis zu implementieren, so dürfte hier ein echter, branchen- und systemkonformer Ansatz zu einem besser auf die Patienten fokussierten, effizienteren und zugleich ökonomischeren Gesundheitswesen liegen.

Der Gesundheitscoach – Anlaufstelle und fachlicher Träger eines auf Stringenz und Effizienz getrimmten Gesundheitswesens

Wenn die Reform des Gesundheitswesens im Sinn einer sozial- und präventivmedizinischen Optimierung der Leistungen bei einer sich parallel dazu bewegenden signifikanten Reduktion der Kosten gelingen soll, so muss der Graben zwischen Konsumenten und medizinischen Grundversorgern aufgefüllt werden. Denn der gesunde und auf Prophylaxe bedachte Mensch findet im Arzt keinen Ansprechpartner, und der Kranke wird zunächst darlegen müssen, wo seine gesundheitlichen Probleme zu lokalisieren sind und wo sie herrühren.

Eine ganzheitliche Betreuung findet dabei in der Regel nicht statt, da die Zeit, die die dem Arzt für den einzelnen Patienten zur Verfügung steht, meist knapp bemessen ist. Und auch eine ganzheitliche Diagnose ist vom Therapeuten kaum zu erwarten, da das Engagement und das fachliche Bemühen des Arztes zumeist auf die Beseitigung der gesundheitlichen Störung fokussiert sind. Dies ist auch der Auftrag, den er von der Krankenkasse erhält; Ärzte, die ihren Patienten zu viel Zeit schenken, riskieren, dass ihnen dieser Mehraufwand von den Kassen nicht vergütet wird.

Der gesunde wie der kranke Mensch benötigt somit einen Intermediär, der den physiologischen wie auch den psychischen Status des Klienten erfassen und interpretieren kann und dem die dafür erforderliche Zeit zur Verfügung steht. Dieser Intermediär heisst gemäss dem vorliegenden Konzept zur Reform des Gesundheitswesens an Haupt und Gliedern „Gesundheitscoach". Er ist als erste Anlaufstelle für den Publikums-Kontakt verantwortlich. Zugleich gilt er als Langzeit-Vertrauensperson für Gesunde und Kranke – und nach Möglichkeit auch für deren Familie. Er erstellt zunächst eine ganzheitliche Diagnose, führt danach gestützt auf diese und auf einen ergänzenden Fragebogen ein fundiertes Gespräch mit Beratungs-Komponente (soweit von den Patienten/Probanden gewünscht), legt danach ein persönliches Dossier an und nimmt bei Bedarf eine Überweisung an einen Allgemeinpraktiker bzw. Grundversorger oder einen Spezialisten vor, dem das Dossier mit dem Einverständnis der Betroffenen zugestellt wird.

Die Auswertung und Erläuterung der Initialdiagnose erfolgt stets computergestützt und nach dem Vieraugen-Prinzip (bzw. dem Prinzip des peer reviewing) sowie mit der Option der qualifizierten Rückfragen statt, damit auf jede Frage eine qualifizierte Antwort gegeben werden kann. Dies im Sinne eines effizienten

Supports sowohl für die Coaches wie auch für die Patienten. Selbstverständlich wird dieser Support so angelegt, dass das Arztgeheimnis stets gewahrt bleibt. Auch erfolgt die Weitergabe des Dossiers oder einzelner Teile daraus nur mit dem Einverständnis der Patienten.

In früheren Zeiten kannte man in China das System der „Barfussärzte", die der Bevölkerung als erste Anlaufstelle dienten. **Es handelte sich dabei um eine Art Naturärzte mit einer Basisausbildung im physiologischen und therapeutischen Bereich.** Dieses System wurde inzwischen aufgegeben – vermutlich im Zuge der Modernisierung der chinesischen Gesellschaft und Wirtschaft, aber auch in Anbetracht der neuen Möglichkeiten in den Bereichen der Diagnostik und der Pharmazie. Zweifellos erfolgte diese Aufgabe zu Recht, denn auch eine Anlaufstelle bedarf der Professionalität, die damals nicht gegeben zu sein schien. Trotzdem bleibt die Basisidee eines Fachintermediärs, der zwischen Publikum und Arzt steht und der im Gegensatz zum heute mit administrativen Aufgaben förmlich zugemüllten Hausarzt eine eigentliche Basisbetreuung zu leisten vermag, aktuell. Bloss braucht dieser eine fundierte Grundausbildung, um seine Aufgabe wahrnehmen zu können.

Der „Schulsack" des Gesundheitscoaches

Im Vordergrund der Ausbildung der Gesundheitscoaches stehen – aufbauend auf einem ausreichenden Wissensstand über die menschliche Physiologie und Krankheitslehre, der allenfalls in einem aufbauenden oder repetitiven Vorkurs erworben werden kann – die **fundierte Kenntnis im Umgang mit der neuartigen initialisierenden Gesamtdiagnose und die Fähigkeit, die ermittelten Resultate computergestützt richtig interpretieren** und den Probanden gegenüber leicht verständlich darlegen zu können. Ebenso bedarf der Gesundheitscoach eines für die Initialisierung von elektronischen Patientendossiers – welche in diesem Falle eigentlich „Gesundheitsdossier" heissen müssten - erforderlichen Grundwissens.

Mit diesem „Schulsack" ist der Gesundheitscoach in der Lage, Gesunde wie Kranke initialisierend zu betreuen. Wobei allerdings anzumerken ist, dass die Resultate der ersten Gesamtdiagnose nach dem Prinzip der „Peer Revision" bzw. dem Vieraugenprinzip beurteilt werden – d.h. mit der auch in späteren Phasen stets bestehenden Möglichkeit, bei Unklarheiten und Unsicherheiten sowie bei diffusen diagnostischen Angaben und Hinweisen einen erfahrenen Spezialisten beiziehen zu können. Dieses Prinzip gelangt gegen aussen auch konsequent zur Darstellung – als Qualitätsbeweis und eine der speziellen Stärken des neuen Systems.

In einem umfassenden Weiterbildungskurs erhält der Gesundheitscoach danach Gelegenheit, seine Kenntnisse zu vertiefen. Dies soll ihn befähigen, erste Webinare zu allgemeinen Fragen durchzuführen. Diese Webinare werden ebenfalls nach dem Vieraugen-Prinzip – d.h. von jeweils zwei Coaches – geführt: Wenn sich die beiden Referenten bei der Beantwortung einer Frage nicht einig sind, wird diese an ein Expertenteam weitergereicht und in der nächsten Runde beantwortet. **Die**

Webinare werden ergänzt durch Fachvorträge zu einzelnen Themen, die von Interessenten real time gebucht werden können (mit anschliessender Fragestunde). Danach werden die entsprechenden Produktionen gestrafft, ergänzt und schliesslich unter YouTube ins Web gestellt. Für einzelne Themen werden auch Fachhefte erstellt, die von Interessenten heruntergeladen oder in Printform bestellt werden können.

Ergänzende Fachausbildung in wichtigen Teilbereichen der Regeneration

Nach ihrer Grundausbildung können sich die Gesundheitscoaches für spezielle Themenbereiche qualifizieren – so beispielsweise für die im Kapitel „Regenerations-Zentren" skizzierten Leistungsbereiche Dorsale Regeneration, Metabolische Remission, Osteo-Regeneration und Neurovegetative Regeneration. **Da alle vier Themen von hoher Aktualität sind, besteht grosses Interesse, dass jeder Gesundheitscoach mindestens ein zusätzliches Fachgebiet beherrscht,** damit eine möglichst rasche Durchdringung des Marktes mit entsprechenden Leistungen möglich wird. Die grössten Potentiale für eine signifikante Reduktion der Gesundheitskosten liegen dabei in den Bereichen der Neurovegetativen Regeneration mit der vielversprechenden Aussicht auf eine flächendeckende Stress-Reduktion wie auch die Dorsale Regeneration mit ihrem ebenfalls markanten Potential an vermeidbaren riskanten Operationen, Arbeitsausfällen und Frühpensionierungen.

Die Ausbildung der Gesundheitscoaches stellt allerdings eine grosse Herausforderung dar, sind doch die meisten der hier zur Darstellung gebrachten Innovationen, neuen Methoden und auf eine revidierte Grundlage gestellten Verfahren erprobt und gleichsam stante pede umsetzbar. Somit **erfordert die relativ rasche Rekrutierung und Ausbildung der zur Applikation erforderlichen Fachleute einen besonderen Effort**; hier liegt denn auch der eigentliche „bottleneck" der skizzierten Reformstrategie. Zu deren Bewältigung wird es unerlässlich sein, die Ausbildung so zu etappieren, dass eine Aufnahme der Tätigkeit möglich wird, sobald die ersten Absolventen alle bis zur provisorischen Berufsanerkennung erforderlichen Stadien durchlaufen haben. Will heissen: Ehe eine geregelte Ausbildung mit allen dafür erforderlichen Anforderungen, Attributen, Qualifikationen, Prüfkriterien und Zertifizierungen abgeschlossen ist. In diesem Sinne werden zuerst die Grundanforderungen definiert werden müssen. Auf diese werden dann **schrittweise die erworbenen Zusatzqualifikationen draufgepackt werden können – beginnend mit der Befähigung zur Erstellung einer Initialdiagnose und zur Initialisierung eines elektronischen Patientendossiers.**

Wichtig erscheint in diesem Zusammenhang nicht nur die rein fachliche Ausbildung, sondern auch eine ordentliche Praxis- und Lebenserfahrung. Aus dieser Sicht sind Assistenzschwestern, Physiotherapeuten und Apotheker mittleren Alters für den Berufseinstieg besser geeignet als frisch von der Universität kommende Ärzte. Ein weiterer wichtiger Punkt ist ein gewisses Mass an Empathie. Dies weniger für die Analytik als vielmehr für die Diskussion mit den Probanden und Patienten sowie für die Beratung derselben. Hier stellt die Fähigkeit, sich in sein Gegenüber hineindenken zu können, eine wichtige vertrauensbildende Betreuungs-Komponente dar – geht es doch darum, die Betroffenen für ein Engagement zur Förderung der eigenen Genesung zu gewinnen.

Ein neues Arbeitsfeld für Apotheker

Apotheker scheinen für ein Engagement dieser Art besonders gut geeignet zu sein, sind sie doch nicht nur den Umgang mit einer sehr verschiedenartig zusammengesetzten Klientel gewohnt, sondern sie **verfügen zugleich über ein fundiertes pharmazeutisches Basiswissen, welches auch im Umgang mit Nahrungsergänzungsmitteln und deren allfälligem Interaktionspotential hilfreich sein kann.** Anderseits jedoch erhalten Apotheker nicht eine ärztliche, sondern eine pharmazeutische Grundausbildung, die sie – im Gegensatz zu aktuellen Bestrebungen einiger ökonomisch orientierter Gesundheitspolitiker, welche sie ohne weitere Ausbildung als „Barfussärzte" einsetzen möchten – nicht zu ersten Anlaufstellen für Grundversorgungen prädestiniert. Der Gesundheitscoach als faktischer beruflicher Träger eines reformierten Gesundheitswesens jedoch böte genau jene Zusatzqualifikationen, die interessierte Pharmazeuten nicht zu Schmalspur-Allgemeinpraktikern, sondern zu **massgeblichen Akteuren eines umfassenden Gesundheitsbetriebs** im hier skizzierten Sinne machen kann.

Dies umso mehr, als gewisse schon ab initio verfügbare regenerative Strategien – so insbesondere die metabolische Remission wie auch die Osteo-Regeneration – einen ausgesprochen pharmazeutischen Touch aufweisen. Zugleich **wird das grosse Gebiet der Supplementation mit Mikronährstoffen – die in der Apotheke a priori richtig platziert sind – einen äusserst wichtigen Beitrag zu den verschiedenen präventiven, regenerativen und remittierenden Strategien leisten.** Ausserdem ist die Apotheke prädestiniert für die Entgegennahme von Gesundheits-Coins, die es den Genossenschaftern ermöglichen, mittelfristig mehr aus ihrem Geld zu machen. (Siehe dazu das Kapitel „Die komplementäre Krankenklasse").

Die Grundidee, zwischen Publikum und Arzt einen Gesundheitscoach als professionellen Intermediär zu stellen, bietet den Vorteil, dass Allgemeinpraktiker und teilweise auch Spezialisten vom Einstiegsprocedere entlastet werden, welches üblicherweise einen grossen Teil ihrer ohnehin schon knapp bemessenen Zeit absorbiert, die sie den Patienten zur Verfügung stellen können. Aussderdem müssen sie sich nicht mehr mühsam durch die Anamnesen und Befindlichkeiten ihrer Klienten hindurchfragen, sondern **sie erhalten einen Basisbefund, den sie im Gespräch mit dem Patienten vertiefen können.** Im Idealfall können sie sich rasch ein klares Bild von den gesundheitlichen Defizienzen und Leiden ihrer Patienten machen und im Dialog mit diesen gleich ein therapeutisches Konzept entwickeln.

Strukturwandel dürfte sanft verlaufen

Zwar ist davon auszugehen, dass sich die Ärzteschaft gegen eine Reform dieser Art zunächst zur Wehr setzen wird, doch wird man schon bald erkennen können, **dass das Prozedere weder das Ansehen des Ärztestands**

kompromittiert, noch dessen Kompetenz schmälert noch dessen materielle Basis ausdünnt. Dies umso weniger, als sich bei den Allgemeinpraktikern – nicht zuletzt auch als Folge der von der Gesundheitspolitik verfolgten restriktiven Zulassung zur Ausbildung – ohnehin ein personeller Notstand abzeichnet.

Auch andere medizinische Berufe werden im Rahmen der angestrebten Reform des Gesundheitswesens nach und nach einen Nachfrage-Rückgang verzeichnen, der sich jedoch auf mehrere Jahre erstrecken wird und von etlichen dämpfenden Faktoren – wie zum Beispiel dem Wunsch vieler im medizinischen Bereich tätigen Fachkräfte nach mehr Freizeit oder dem Wechsel in sich neu eröffnende Tätigkeitsfelder – aufgefangen werden dürfte. Ein starker Rückgang wird dagegen im aufwändigen chirurgischen Bereich zu erwarten sein, der jedoch ohne ausländische Rekrutierungsbasis ohnehin nicht auf dem heutigen Stand zu halten ist.

Schliesslich aber **dürfte der grösste Beschäftigungs-Einbruch im Bereich der Chronifizierungen zu erwarten sein** – in jener Domäne also, die heute am stärksten unter dem Mangel an Pflegepersonal leidet. Einen leichten Nachfrage-Rückgang könnten auch die Apotheken zu spüren bekommen, der jedoch durch ein verstärktes Engagement im Bereich der präventiven und orthomolekularen Medizin weitgehend aufgefangen werden dürfte. Alles in allem kein Grund zur Panik also, wohl aber ein Grund zur Zuversicht, dass neue Perspektiven und Ansätze im Gesundheitsbereich über kurz oder lang nicht nur zu einer kostengünstigeren, sondern auch effizienteren Versorgung im sozial- und präventivmedizinischen Bereich führen dürften.

Anstelle der Erhaltung von Klein- und Regionalkliniken:

Das Regenerations-Zentrum – ein Modell im Dienste der Sozial- und Präventivmedizin

Unter dem Einfluss der ultimativen politischen Forderungen nach seiner Reduktion der unaufhörlich steigenden Gesundheitskosten sind in jüngerer Zeit auch die Spitäler unter stärkeren politischen und wirtschaftlichen Druck geraten. Kürzere Patienten-Aufenthaltszeiten und der daraus resultierende Rückgang der Belegungen im stationären Bereich haben vielerorts zur Schliessung unwirtschaftlich gewordener Betriebe geführt, an manchen weiteren Orten steht die Schliessung noch bevor. Anderseits ist jedoch die Nachfrage nach komplementärmedizinischen Angeboten und nach Leistungen im psychosomatischen Bereich gestiegen. Somit liegt die Frage auf der Hand, ob von der Aufhebung bedrohte kleinere Betriebe nicht durch einen Angebotswandel in eine neue Zukunft geführt werden könnten. Eine derartige Möglichkeit bietet sich im Rahmen einer Reform des Gesundheitswesens von der Leistungsseite her tatsächlich an. Dies in der Form von Regenerations-Zentren mit Leistungen in den Bereichen der Initialdiagnostik sowie mit einer Reihe von Angeboten in der Domäne der regenerativen und präventiven Medizin.

Unter dem Druck abnehmender stationärer Belegungen und der Forderung nach mehr ambulanten Lösungen auf der einen Seite und der stets teureren Spezialisierungen verbunden mit der Mindestfallzahlen-Guillotine auf der anderen wird der Weiterbetrieb von immer mehr lokalen und regionalen Spitälern in Frage gestellt. Zugleich **nimmt die Nachfrage nach gesundheitlichen Leistungen im komplementär- und alternativmedizinischen Bereich wie auch nach Sonderkompetenzen stetig zu**. Somit stellt sich die Frage, ob es Sinn macht, Spitäler einfach zu schliessen, oder ob nicht die Möglichkeit einer Umnutzung in Richtung neuer Angebote geprüft werden sollte. Dies umso mehr, als die Bevölkerung auf eine Schliessung wegen der damit verbundenen Verringerung des lokalen Versorgungsgrads in der Regel sehr sensibel reagiert. Was ihr nicht zu verdenken ist, wenn sie sich dadurch emotional so im Stich gelassen fühlt, dass argumentatives Räsonieren wenig zur Beruhigung beizutragen vermag.

Eine Alternative für die von der Schliessung bedrohten Kleinspitäler ...

Tatsächlich bietet sich eine solche Möglichkeit an – vorausgesetzt, dass die Bereitschaft besteht, das Gesundheitswesen künftig stärker auf gesundheits- statt auf krankheitsspezifische Aspekte auszurichten und der präventiven wie auch der regenerativen Medizin einen höheren Stellenwert einzuräumen. Dann böte sich durchaus die Option, bestehende und in der konventionellen Form nicht mehr gebrauchte oder für einen **wirtschaftlichen Betrieb zu klein gewordene Krankenhäuser in Ambulatorien für die medizinische Akutver-**

sorgung und in Zentren für präventive und regenerative Medizin umzustrukturieren.

Im Vordergrund stünden dabei die **Prä- und Initialdiagnostik, die in der Form von periodischen gesundheitlichen Checkups für Gesunde und von Monitorings in engerer oder weiterer Kadenz für chronisch Kranke geleistet werden kann.** Dies mit Schwerpunkt in der Stressdiagnostik und Stressbekämpfung, welchen heute in der allgemeinen gesundheitlichen Versorgung eine Schlüsselrolle zufällt. Im Rahmen dieser Entitäten kommen auch die Rollen der Gesundheits-Coaches zum Tragen – als erste Anlaufstellen für jedermann, der gesundheitlichen Support in Anspruch nehmen will.

Im Regenerations-Zentrum wird im Anschluss an eine initialisierende Gesamtdiagnose die Grundlage für ein elektronisches Patientendossier geschaffen – was schon allein deshalb Sinn macht, weil sich anhand einer standardisierten Gesamtdiagnose nicht nur orthomolekulare Versorgungsgrade und -defizite sowie Organschwächen und -risiken in einem Anfangsstadium erkennen lassen, sondern weil sich auch Aussagen über Therapieerfordernisse und Therapiefähigkeit treffen lassen. Aus einer periodischen Repetition der Gesamtdiagnose – die für die Patienten bzw. Probanden einen kurzen Zeitaufwand von lediglich 15 bis 30 Minuten darstellt und zu absolut vernünftigen Kosten durchgeführt werden kann – lässt sich **das Patientendossier in der Folge im Stile eines fortgesetzten Gesundheits-Monitorings nachführen, was nebst Rapporten über therapeutische Massnahmen auch alle Aspekte der Erfolgskontrolle mit einschliesst.**

... und ein Instrument zur Effizienz- und Qualitätskontrolle

Behandlungsfehler und Fehlmedikationen, aber auch nutzlose oder kontraproduktive therapeutische und versorgungsspezifische Massnahmen sowie fragwürdige Empfehlungen bezüglich Ernährung, Verhalten und Supplementation treten dabei praktisch schonungslos zutage. Zugleich offenbaren sich – im Rahmen entpersonalisierter statistischer Erfassungen der Behandlungsverläufe – auch nicht und/oder zu wenig wirksame Massnahmen. Dies, ohne dass anderseits die Gefahr besteht, dass Medikamente wie auch therapeutische Verfahren und Methoden als unwirksam bezeichnet werden, die ihre Wirksamkeit nur in einem engen Spektrum gesundheitlicher Defizienzen entfalten oder die nur bei bestimmten patientenspezifischen Prädispositionen geeignet sind. **Und es fallen insbesondere auch Negativ-Beurteilungen ausser Betracht, die auf eine beschränkte Therapiefähigkeit der Patienten zurückzuführen sind.**

Nur auf diese Art und Weise lässt sich ein medizinisches Qualitätssicherungs-System aufbauen und aufrechterhalten, welches diesen Namen wirklich verdient. Ganz abgesehen davon, dass ein derartiges Konzept vollumfänglich im Interesse der Patienten liegt und ausserdem vollauf dem Kriterium der „Bezahlbarkeit" entspricht. **Denn im Unterschied zu den bisher vorgelegten übergeordneten Qualitätssicherungs-Konzepten mit ihren praxisfremden administrativen und synthetisierenden Ansätzen handelt es sich hier**

um ein Modell, welches mit realen und auf Ganzheitlichkeit ausgelegten Parametern arbeitet.

Neben diesen Hauptfunktionen als generelle Anlaufstelle und als Zentrum für Primär- und begleitende Diagnostik weist das Modell noch weitere Perspektiven auf, die – nach einer Initialisierung im Rahmen dieser zentralen Obliegenheiten – schrittweise auf- und ausgebaut werden können. Es sind dies namentlich die **Funktionen einer praxisorientierten Ausbildungs- und Weiterbildungsstätte für Gesundheitscoaches, einer Informationsstelle mit entsprechender Seminartätigkeit für Laien und medizinisches Fachpersonal,** einer Fachstelle für praktische Massnahmen zur Elimination von gesundheitsgefährdenden Aktivitäten und Einwirkungen aller Art (wie beispielsweise Quellen der Stress-Genese) und schliesslich als Zentrum für eine ganze Reihe wirksamer Präventionsstrategien und regenerativer Massnahmen in allen relevanten Lebensbereichen. Im Einzelnen:

Ausbildungsstätte für Gesundheitscoaches und Präventionsspezialisten

Die Gesundheitscoaches, deren Aufgaben und Tätigkeit wir in einem speziellen Kapitel beschreiben, haben hier ihre Ausbildungs- und primäre Wirkungsstätte. Sie zeichnen zentrumsintern für die Primärinformation der Patienten und Probanden verantwortlich, führen die Initialdiagnosen durch und überwachen die Erstellung der elektronischen Patientendossiers. Und sie nehmen auch die Überweisung an die internen und externen Spezialisten vor. **Im Weiteren sind sie für die**

fachliche Durchführung von Fach- und Patientenseminaren sowie für die Organisation von lokalen präventivmedizinischen Kampagnen verantwortlich. Weiter kümmern sie sich auch um den Ausbau der Leistungen des Centers, halten den Kontakt zur Presse und helfen extern tätigen Gesundheitscoaches bei der Wahrnehmung ihrer Aufgaben. Die in den Regenerationscenters tätigen Gesundheitscoaches werden teils in fester Anstellung, teils freiberuflich beschäftigt.

Die Seminare werden einerseits für die interessierte Öffentlichkeit, anderseits für die Aus- und Weiterbildung der Gesundheitscoaches und weiterer Fachpersonen aus dem medizinischen Bereich abgehalten. Die öffentlichen Seminare umfassen dabei allgemeine Einführungskurse zum Thema Gesundheit und mit dem Ziel der Erhöhung der Selbstkompetenz möglichst breiter und gemischter Bevölkerungskreise sowie Informationsabende zu speziellen Themen, die ebenfalls ein breites Publikum ansprechen. Auch werden unter der Verantwortung einzelner Zentren **webbasierte Informationsanlässe – sogenannte „Webinare" – für jedermann** durchgeführt, die im Rahmen einer anschliessenden Fragestunde Interessierten die Möglichkeit einräumen, allgemeine und persönliche Fragen zur jeweiligen Thematik zu stellen.

Im Rahmen der Gesundheitscoach-Ausbildung **werden Personen aus Medizinberufen Basiskurse für die Grundausbildung mit mehreren Weiterbildungsstufen angeboten**, die diese zur Erbringung der ihrem jeweiligen Ausbildungsstand entsprechenden Leistungen berechtigen. Die weiterführenden Kurse können auch von anderen Personen aus dem medizinischen Bereich besucht werden. (Die entsprechenden Grundanforderungen werden in den Kursausschreibungen definiert). Personen, die solche Kurse besucht und dabei die nötigen Qualifikationen erworben haben, können vom jeweiligen Center oder von einer zu konstituierenden Dachorganisation der Regenerationscenters als Lehrbeauftragte für bestimmte Kurse eingesetzt werden.

Task Forces, Kampagnen und regenerative Leistungen

Für bestimmte gesundheitliche Probleme von grosser Relevanz können spezielle Task Forces gebildet werden, die jeweils ein Gesamtkonzept entwickeln und dieses in der Folge umsetzen. **Eine derartige Task Force drängt sich derzeit vor allem im Bereich Stress mit Schwerpunkt Elimination elektromagnetischer und geopathischer Störquellen auf.** Das entsprechende Engagement umfasst eine Aufklärungskampagne in Kooperation mit lokalen Behörden (die zu entsprechenden Informationsanlässen eingeladen werden), die Verbreitung von Aufklärungsschriften, die forcierte Durchführung von Initialdiagnosen mit Schwerpunkt Stress und Stressursachen, die Durchführung von Informationsveranstaltungen mit praktischen Anleitungen zum Ausschluss von elektromagnetischen und geopathischen Einflüssen (auch diese allenfalls mit kommunaler Unterstützung) sowie die **Durchführung von Erfolgskontrollen mittels weiterer auf die spezifischen Stressmerkmale fokussierter Diagnosen.**

Im Weiteren werden die Centers aber auch spezifische regenerative Leistungen anbieten können, die sich nach und nach ausbauen lassen. **Effektiv gibt es trotz unseres gut ausgebauten Gesundheitswesens eine ganze Reihe regenerativer Massnahmen, die heute noch kaum bekannt sind, obwohl sie insbesondere für Menschen in der zweiten Lebenshälfte von grosser gesundheitlicher Relevanz wären.** Zur Beurteilung dieser Relevanz muss man sich vor Augen halten, dass der menschliche Organismus – anthropologisch betrachtet – nicht für eine derart lange Lebensdauer ausgelegt ist, wie wir sie heute kennen. Eine Entwicklung nota bene, die weitgehend der Hygiene und der guten medizinischen Versorgung zu verdanken ist.

Damit jedoch diese verlängerte Lebenszeit und dieses gestreckte Alter in Gesundheit erreicht werden können, ist es unerlässlich, dass dem Körper und seinen Organen Gelegenheit geboten wird, sich von den Folgen negativer zivilisatorischer Einflüsse – wie beispielsweise multiple Stressquellen, Haltungsschäden zufolge sitzend ausgeübter Tätigkeiten, allgemeine Bewegungsarmut sowie metabolische Beeinträchtigungen durch Ernährungssünden und Schwermetalle – zu befreien. Nachstehend seien deshalb vier solch regenerative Hilfestellungen aufgeführt, die in den Regenerationscenters auf hoher professioneller Stufe angeboten werden können:

Dorsale Regeneration

Die dorsale Regeneration, wie sie sich in Ansätzen bereits im Kapitel „Neue Perspektiven für eine bezahlbare Sozialmedizin" erwähnt findet, gehören zu den wichtigsten und auch wirtschaftlich bedeutsamsten Aufgaben der regenerativen Medizin. Denn **Rückenbe-**

schwerden zählen in der praktischen Medizin zu den häufigsten Ursachen für Arztbesuche, für Arbeits-Ausfallzeiten und für Frühpensionierungen. Ganz abgesehen von den Leiden und dem Verlust an Lebensqualität, die die Betroffenen in Kauf nehmen müssen. Ausserdem handelt es sich um das aufwändigste Leidensbild: Rechnet man nämlich alle Kosten, Unkosten, Nebenkosten, geldwerten Verluste und Kollateralschäden zusammen, die durch Rückenbeschwerden entstehen – so namentlich physiotherapeutische Hilfestellungen, individuelle und ärztliche Schmerzbehandlungen, riskante Operationen, Arbeitsausfälle und Früh-Invaliditäten – **so stehen Rückenprobleme an der Spitze der medizinischen und komplementärmedizinischen Aufwand-Rangliste.**

Dieser Riesen-Aufwand lässt sich auf einen Bruchteil reduzieren, wenn sich **Personen ab Alter 40 in regelmässigen Abständen – je nach Beanspruchung oder Nicht-Beanspruchung der Wirbelsäule und der Rückenmuskulatur – einer spinalen Traktion unterziehen.** Diese alte, früher von geübten Physiotherapeuten praktizierte Methode ist in den letzten Jahrzehnten total in Vergessenheit geraten. Die Methode kann jedoch reaktiviert und auf breiter Basis wieder eingeführt werden – mit einer schätzungsweise gewaltigen Ersparnis an Gesundheitskosten als direkte und indirekte Konsequenz. Dies nicht nur dank der direkten Kosteneinsparungen, sondern auch durch den **Wegfall eines beträchtlichen Masses an Sekundärbehandlungen, die durch das Ausstrahlen der Wirbelsäulen-Probleme verursacht werden.**

So ist beispielsweise kaum bekannt, dass ein grosser Teil – wenn in gewissen Altersstufen nicht gar die Mehrzahl – **der Asthma-Leiden mit einer Fehlstellung des 7. Halswirbels assoziiert ist.** Vor einer aufwändigen und sich über viele Jahre hinziehenden Strategie zur Behandlung dieses Leidens wäre es somit tunlich, zunächst diese Möglichkeit mittels einer routinemässig durchgeführten spinalen Traktion zu überprüfen. Die Kunst der Traktion wird mittlerweile ergänzt durch neuartige Systeme für ein hocheffizientes Rückenmuskulatur-Training und für eine differenzierte spinale Diagnostik. Mit letzterer lässt sich zugleich der Erfolg einer Traktion nachweisen und ausserdem abschätzen, in welchen Abständen das Procedere wiederholt werden sollte.

Metabolische Remission

Schwermetalle, die mit der Nahrung und der Luft, aber auch mit dem Abrieb und Dämpfen aus Amalgamplomben – wie sie beispielsweise in Deutschland nach wie vor zugelassen sind und als billigste Behandlungsvariante von den Krankenkassen bezahlt werden – aufgenommen werden, sammeln sich im Fettgewerbe und in den Knochen an. Sie werden dort zu einem grossen Teil dauerhaft eingelagert, da der menschliche Körper nicht über die Fähigkeit verfügt, diese wieder auszuleiten. **So gerät der Organismus nach und nach zu einer Schwermetall-Deponie.** Zwar werden seit einiger Zeit bestimmte, stark siliziumhaltige Algenpräparate zur Ausleitung von Schwermetallen propagiert. Diese können zwar tatsächlich die Schwermetalljonen aus dem Gewebe herauslösen, doch verfügen sie nicht über die nötige Bindekraft, um diese auch durch die Darmpassage zu bringen und so vor einer Rückresorption zu bewahren. Ein Nullsummenspiel also.

In jüngerer Zeit wurden jedoch **zwei Methoden entdeckt, mit welchen eine Befreiung des menschlichen Körpers von den unerwünschten** Schwermetallen realisiert werden kann. Die eine besteht aus der Einnahme eines speziell konditionierten Schichtsilikats, welches in der Lage ist, die Schwermetalljonen fest einzubinden und danach über den Darm auszuleiten. Durch eine Kombination mit den vorerwähnten Algenpräparaten kann die Ausleitungswirkung und -kapazität noch erhöht werden. Die zweite Option zur Schwermetall-Ausleitung besteht in der Applikation von deacetyliertem Chitin, welches vor allem als biologisches Filtermaterial Verwendung findet und unter dem Begriff „Chitosan" bekannt ist. Dieses reagiert mit der Magensäure und bildet sogenannte „Chelate", in die die Schwermetalle fest eingebunden werden und so den Körper verlassen können.

Die Relevanz der Elimination von Schwermetallen aus dem menschlichen Körper wird weniger von der potenziellen Giftigkeit dieser Stoffe als vielmehr von deren Eigenschaft bestimmt, Enzyme zu blockieren. **Je stärker die Schwermetallbelastung und je intensiver die Enzymblockade, desto geringer ist die Aufnahme lebenswichtiger Mikronähr- und Schutzstoffe durch den menschlichen Körper.** Und desto geringer auch die therapeutische Effizienz von Medikationen, die zur Metabolisierung ebenfalls der Wirkung von Enzymen bedürfen. Auch dieser Sachverhalt ist selbst in Fachkreisen noch wenig bekannt. Dabei wäre die metabolische Remission eine der wichtigsten Massnahmen zur vollen

Wiederherstellung der Versorgung des menschlichen Körpers mit den erforderlichen orthomolekularen Stoffen zu seinem Schutz und seiner vollen Funktionsfähigkeit.

Osteo-Regeneration

Wenn mit zunehmendem Alter die Wirkung der Knochen abbauenden Osteoklasten jene der knochenbildenden Osteoblasten zu übertreffen beginnt, so **wird es Zeit für gezielte Massnahmen zur Stärkung des Knochengerüsts.** Mit gutem Grund: Knochenbrüche sind im Alter nicht nur wegen der langen Heilungs- und Rekonvaleszenzzeiten und der damit verbundenen stark eingeschränkten Mobilität problematisch, sondern auch zufolge der Tatsache, dass sie an Stellen auftreten, wo sie für die Betroffenen mit besonders starken negativen Folgen verbunden sind – so insbesondere in der Form von Schenkelhalsbrüchen.

Schon seit längerer Zeit propagiert die Milchwirtschaft deshalb den verstärkten Konsum von Milch und Käse. Allerdings ist es damit nicht getan, wie gewisse Untersuchungen zeigen. Vielmehr bedarf es auf ernährungsphysiologischer Seite **der regelmässigen Zufuhr von Aufbau- und Schutzstoffen, damit das Kalzium überhaupt für die Knochenbildung verfügbar gemacht werden kann.** So braucht man für den Aufbau von Knochen nebst dem Kalzium auch eine relativ hohe Dosis von Magnesium sowie eine sehr kleindosierte Menge von Vitamin D3 wie auch von Phosphor, welch letzteres jedoch in der Nahrung zumeist reichlich vorhanden ist.

Im Rahmen eines entsprechenden Leistungsspektrums der Regenerationscenter im Bereich der Osteo-Regeneration kann zunächst nicht nur die Knochendichte gemessen, sondern es können auch Versorgungsdefizite erkannt und ermittelt werden. Auf der Grundlage dieser Ermittlungen wiederum kann **ein Aufbauprogramm mit einer entsprechenden bilanzierten Ernährung und einer darauf abgestimmten Supplementation erarbeitet und umgesetzt werden.** Ausserdem erhalten die Betroffenen eine Instruktion über besondere verhaltensspezifische Vorsichtsmassnahmen sowie über die periodische Wiederholung der Spezialnahrungs-Aufnahme. Eine ebenfalls periodische Knochendichte-Messung rundet die Leistung ab.

Neurovegetative Regeneration

Eine vordringliche Aufgabe der Zentren liegt – bedingt durch die verbreitete und teilweise dramatische Zunahme der Stress-Symptome – in der neurovegetativen Regeneration. Dabei geht es im Wesentlichen darum, **das vegetative Nervensystem mit seinen beiden Gegenspielern Sympathikus und Parasympathikus in die richtige Balance zu bringen. Auch hier handelt es sich um eine absolute Innovation.** Denn bislang ging die Schulmedizin davon aus, dass das neurovegetative System des Menschen praktisch autonom funktioniere und somit von diesem auch nicht willentlich beeinflusst werden könne. Diese Annahme ist nachweislich falsch.

Denn dank der Pionierarbeit deutscher Ärzte aus dem Spezialgebiet der kybernetischen Medizin sowie von IT-Fachleuten wurde ein System geschaffen, mit dessen Hilfe das vegetative Nervensystem des Menschen durch die Korrelation verschiedener bioelektrischer Parameter analysiert und am Bildschirm optisch dargestellt werden kann. Die Dysbalance zwischen Sympathikus und Parasympathikus, welche sich als Stress definieren lässt, wird dabei in Prozentwerten angegeben. **Die entsprechenden Stresstests – die ersten, welche wissenschaftlichen Kriterien entsprechen – werden dabei sowohl in Ruhe wie auch unter Belastung durchgeführt.**

Allerdings wird das System bislang weder von der Schulmedizin noch von der Psychiatrie akzeptiert. Dies wohl vor allem deshalb, weil die Kosten nur einen Bruchteil der heute praktizierten Diagnostik erreichen – wodurch sich manche Fachleute bereits in eine Art Existenzangst gedrängt sehen –, aber auch, **weil sich dadurch Fehldiagnosen und erfolglose Behandlungen objektiv nachweisen lassen. Das ist in Fachkreisen nicht sonderlich beliebt.** Da jedoch das System den Proof of Concept erfolgreich absolviert hat, lässt es sich im den Regenerationscenters im Rahmen der Initialdiagnosen bedenkenlos einsetzen.

Was umso wichtiger erscheint, als dass sich aus den Resultaten entsprechender Messungen auch gewisse Rückschlüsse auf die **Ursachen der neurovegetativen Dysbalance ziehen lassen. Und die dürften in den wohl meisten Fällen in einem ungenügenden Stressabbau während der Nachtstunden liegen,** welcher zumeist wiederum auf elektromagnetische Felder zurückzuführen ist. Aufgrund dieses Sachverhalts drängen sich denn auch praktische Hilfestellungen in dem Sinne auf, dass die elektromagnetischen und geopathischen Störfelder von den Betroffenen selbst saniert und/oder vorgängig von Spezialisten ausgemessen werden können.

Zur Beurteilung des wirtschaftlichen Nutzens einer solchen Massnahme sei einmal mehr daran erinnert, dass rund 80 % aller Krankheiten und über 95 % aller chronischen Leiden direkt oder indirekt mit Stress assoziiert sind. Allein vor diesem Hintergrund **dürften die hier skizzierten Antistress-Massnahmen** – die in der Folge noch mit verschiedenen praktischen Anleitungen zur Stress-Vermeidung und zum Stressabbau zu koordinieren sind – **auf die Gesundheitskosten einen gewaltigen Spar-Effekt ausüben.**

Fazit: Nicht grosse Worte, sondern konkrete Leistungen an der Front helfen weiter

Wichtig scheint in diesem Zusammenhang der Hinweis, dass mit der Etablierung der Regenerationscenter nicht nur eine Institution geschaffen werden kann, mit deren Hilfe sich bei adäquater Umsetzung eine Trendumkehr bei den Gesundheitskosten und den Krankenkassenprämien bewirken lässt und unzählige Leidensgeschichten vermieden werden können, sondern **dass zugleich ein überaus grosses präventives Potenzial erschlossen werden kann.** Ein Potential nota bene, von welchem bislang nur gesprochen, aber kein Finger gerührt wurde, um den grossen Worten auch konkrete Taten folgen zu lassen.

Zugleich dürfte das hier skizzierte Konzept aber auch klar machen, dass eine Reform des Gesundheitswesens nicht auf den ausgelatschten Trampelpfaden der sich über die steigenden Gesundheitskosten erregenden

Schein-Reformer, sondern nur durch neue Strukturen an der bislang sträflich vernachlässigten praktischen Basis realisiert werden kann.

Ambulatorien versus Kleinspitäler:

Zukunftsmodell Tagesklinik

Als Ersatz für Klein- und Regionalspitäler, die aufgrund ihrer ungenügenden wirtschaftlichen Basis geschlossen werden müssen, bietet sich im Interesse der weiteren Gewährleistung einer medizinischen Versorgung vor Ort noch eine andere Alternative an: Ambulatorien und Tageskliniken, die allenfalls auch mit Regenerationszentren und ärztlichen Gemeinschaftspraxen gekoppelt werden können. Dadurch bleibt den betroffenen Regionen eine umfassende Grundversorgung erhalten – im Falle einer Verbindung mit einem Regenerationscenter gar mit einer zeitgemässen Erweiterung in den präventiv- und komplementärmedizinischen Bereich. Ausserdem eröffnet das Konzept die Möglichkeit zum Aufbau neuartiger, auf eine gesamtheitliche regenerative Leistung fokussierter Zentren zur Förderung des Gesundheitstourismus in Bergregionen, deren auf den Wintersport ausgerichtete Hotellerie existenziell von Schneemangel bedroht wird.

Für Kleinspitäler, deren Zukunft durch die jüngeren Entwicklungen im Gesundheitsbereich zur Diskussion steht oder auf mittlere Sicht nicht mehr gegeben ist, bietet sich noch eine weitere Nutzungs-Option an: **Die Aufgabe der Bettenstationen und die Umwandlung**

der Betriebsgebäude in Ambulatorien bzw. Tageskliniken. Solche Lösungen können einen Kompromiss darstellen zwischen dem Anspruch der lokalen Bevölkerung auf eine umfassende medizinische Versorgung vor Ort – vorzugsweise einer Rundum-Versorgung mit eigenen Bettenstationen, deren Kosten jedoch in den letzten Jahren enorm gestiegen und kaum mehr zu bezahlen sind – und der definitiven Schliessung. Mit einem Ambulatorium bleibt die lokale Präsenz für nahezu jede Art der medizinischen Soforthilfe gewährleistet, während umgekehrt der Verzicht auf eine eigene Bettenstation enorme Kosteneinsparungen mit sich bringt.

Effizienzgewinne durch Verbindung von Regenerationscenter und ärztlicher Gemeinschaftspraxis

Mit dieser Organisationsform könnte auch ein Dilemma behoben werden, in welches sich das Spitalwesen durch einige nicht genügend reflektierte Reformschritte selbst gebracht hat. So insbesondere durch das **System der „Fallpauschalen", mit welchen man den Wettbewerb unter den Krankenhäusern wie auch deren Preis-Sensibilität fördern wollte.** Der anfänglich als genial betrachtete Einfall einiger Gesundheitsökonomen erweist sich indessen aus kritischer Distanz **eher als Rohrkrepierer denn als effiziente Kostenreduktions-Massnahme.** Abgesehen davon, dass sich die Kosten bislang kaum bewegt haben, sind bereits Defizite in der Nachsorge erkennbar. Ausserdem besteht der Verdacht, dass sich die Zahl der Rezidive – d.h. der Wiedereintritte als Folge einer ungenügenden Ausheilung – vergrössert hat.

Wenn nun nicht nur für Aufgaben der Primärversorgung, sondern auch für solche der Nachsorge ein leistungsstarkes Ambulatorium zur Verfügung steht, so kann wenigstens dieses von der Gesundheitspolitik selbst generierte Problem aufgefangen werden. Und noch eine andere interessante Option bietet sich damit an: **Die Ambulatorien können durch Ärzte-Gemeinschaften ergänzt werden,** die hier eine Möglichkeit finden, diagnostische und andere mit kostspieligen Geräten und Verfahren verbundene Leistungen im Kollektiv zu ökonomisch interessanten Bedingungen zu erbringen und dank der Vernetzung mit Kollegen aus anderen Disziplinen **eine erweiterte und teilweise auch fundiertere Leistung anzubieten.** Dies ganz im Sinne einer generellen Optimierung der medizinischen Grundversorgung.

Auch bei der signifikanten Zunahme von Gemeinschaftspraxen in jüngerer Zeit handelt es sich um eine Folge des Spardrucks, dem sich die Ärzteschaft ausgesetzt sieht. **Denn immer mehr Ärzte erkennen mittlerweile die Vorteile des Kollektivs** in diesem Bereich: Im Gegensatz zu den übervollen Pensen, welchen sich die Ärzte in Einzelpraxen oft gegenübersehen, können sie sich hier mehr Freizeit und flexiblere Arbeitszeiten leisten. Dazu kommen eine Ablösungs- und Ruhestands-Regelung, die flexibler gestaltet werden kann und sowohl für die Doctores wie auch für deren Patienten Vorteile bringt. Denn in der Regel müssen selbst Patienten mit langfristig gleichem Wohnort ein- bis dreimal den Arzt wechseln – wegen Pensionierung, Wegzug, Berufung an neue Stellen oder Krankheit. **In einer Gemeinschaftspraxis lassen sich solche Übergänge sanf-**

ter und zugleich mit einem besseren Versorgungsgrad für die Betroffenen gestalten.

Ambulatorien der skizzierten Art lassen sich auch gut mit Regenerations-Centers kombinieren. Während letztere sich auf die Präventiv- und Komplementärmedizin wie auch auf die Qualitätssicherung und die Initialisierung von Patientendossiers fokussieren, betreiben erstere die klassische kurative und die HighTech-Medizin. Zugleich würde diese gleichsam symbiotische Kombination **den lebendigen Beweis dafür liefern, dass mit der Reform des Gesundheitswesens im hier beschriebenen Sinne nicht ein Abbau oder eine Rationierung der medizinischen Versorgung**, sondern vielmehr eine Steigerung ihrer Effizienz angestrebt wird.

Beherbergung im Hotel statt in der Bettenstation senkt Kosten massiv

Mit dem Übergang von der stationären zur ambulanten Versorgung der Patienten könnte indessen noch ein weiteres Konzept verwirklicht werden, welches sich als „xenostationäre" Versorgung charakterisieren liesse. Darunter ist der folgende konzeptuelle Ansatz zu verstehen: **Stationär versorgte Patienten sind nicht zwingend auf eine Beherbergung nach klinischen Kriterien angewiesen**, d.h. sie benötigen für ihren Aufenthalt keine Bettenstation, sondern vielmehr eine Art „Gästehaus". Und diese Leistung muss nicht zwingend am gleichen Ort erbracht, sondern sie kann auch an die ansässige Hotellerie ausgelagert werden.

Solche Arrangements wurden bereits verschiedentlich ausprobiert, und sie funktionieren in der Regel einwandfrei – vorausgesetzt, dass die in diese Kooperation eingebundenen Hotelbetriebe gewisse Grundanforderungen erfüllen, die jeweils von der Klinik zu definieren und die zum Teil von der jeweiligen Patienten-Kategorie abhängig sind. Ein derartiges Modell funktioniert beispielsweise im schweizerischen Kurort Bad Zurzach seit über 20 Jahren zwischen dem „Park Hotel" und der gleichenorts im orthopädischen Bereich engagierten Schulthess-Klinik. **Die Vorteile sind sowohl für die Kostenträger wie auch für die Patienten eklatant:** Die Beherbergungskosten reduzieren sich um rund zwei Drittel, während die Patienten in den Genuss eines freien Aufenthalts mit einem guten Komfort gelangen.

Als wir jedoch **versuchten, das Modell im Zeitraum 2010/2012 in der Schweiz und im süddeutschen Raum zu etablieren, stiessen wir mit unseren Vorschlägen auf taube Ohren.** Dies nicht nur bei den Kliniken (was zu erwarten war), sondern auch bei den Kostenträgern und der Hotellerie. Bei den Kostenträgern – d.h. den Kankenkassen – lag der Grund darin, dass in der Schweiz die öffentliche Hand einen grossen Teil der Spitalkosten finanziert. Ergo zeigte man sich nicht an einer Lösung interessiert, die die Kassen schliesslich etwas mehr gekostet hätte als ein Finanzierungsmodell nach bestehendem Modus. Und umgekehrt fürchtete die Hotellerie nicht nur einen Mehraufwand, sondern auch bürokratische Hindernisse.

Auch diese Haltungen waren nachvollziehbar, aber dennoch irritierend. Denn es zeigte sich hier einmal mehr, **wie schwierig es ist, Kostenreduktionen zu realisieren, wenn auf dem Weg dorthin an den bestehenden Strukturen etwas geändert werden muss** – und handle es sich auch bloss um marginale Anpassungen. Nachdem jedoch in der Spitallandschaft zufolge der **sinkenden Nachfrage nach stationären Behandlungen** die Dinge ins Rutschen gekommen sind, **wäre die Situation allenfalls günstig für einen neuen Anlauf in dieser Sache.**

Spitäler taugen nicht zu Prestigeobjekten

Wie sehr die **Bettenzahl noch bis vor relativ kurzer Zeit ein politischer Parameter für die Beurteilung der Bedeutung eines Spitals war,** mag die folgende Reminiszenz belegen: Als vor etwas über drei Dezennien der schweizerische Kanton Aargau eine Planung für die Kantonsspitäler initialisierte, kam es zwischen den Standorten Aarau und Baden zu einer engagierten Rivalität, in deren Rahmen um jede einzelne Position gefeilscht wurde. Im Rahmen der Vorarbeiten kam der Gedanke auf, das für Baden geplante neue Hauptgebäude aus Gründen der Wirtschaftlichkeit um zwei Etagen mit einem Äquivalent von etwa 40 Betten zu reduzieren. Worauf ein **Sturm der Entrüstung** losbrach und

das damalige „Badener Tagblatt" gar ein Publikations-
verbot in dieser Sache verhängte. Unnötig zu betonen,
dass sich die Badener Politiker in dieser zur reinen Pres-
tigefrage gewordenen Szene schliesslich durchsetzten
und die wirtschaftlichen Überlegungen auf der Strecke
blieben.

Inzwischen haben sich jedoch die Vorzeichen nicht nur
seitens der Spitäler, sondern auch bei der Hotellerie
gewandelt. Letzteres vor allem als Folge des Klimawan-
dels, der in gewissen Regionen die Winter-Hotellerie
vor die Existenzfrage stellt. **Hier könnte ein partieller
Wandel zur Gesundheits-Gastronomie und zum Gesundheitstourismus neue Perspektiven eröffnen.** Denn
in vielen Fällen stellt die ambulante Behandlung nur
dann eine valable Alternative dar, wenn diese in einem
entspannten Umfeld stattfindet und wenn auch der
psychischen Verfassung der Patienten angemessen
Rechnung getragen wird. Hier zeigen Erfahrungen, dass
die **Rekonvaleszenzzeiten (und zwar die effektiven,
nicht die gesundheitsökonomisch errechneten) erheblich verkürzt werden können, wenn Behandlung und
Erholung in einer entspannten Atmosphäre stattfinden.** Es macht deshalb für manche ambulante Versorgung durchaus Sinn, wenn diese nicht am Wohnort der
Patienten, sondern in einer Urlaubsatmosphäre ausserhalb der Domizilregion stattfinden kann.

Ausserdem bedeutet dies, dass auch im Ambulatorium
und in der Tagesklinik auf eine möglichst stressfreie
Behandlungsatmosphäre zu achten ist. Diese ist durch
die Kombination von Regenerationscenter und Ambulatorium bzw. Tagesklinik gegeben. Wo jedoch Ambulatorien ohne diese Option aufgebaut und betrieben

werden, sind **Stressdiagnose und Stressabbau zwingend ins Leistungsangebot einzubauen.**

Ganzheitliche Prädiagnose und klinisches Monitoring als Mittel seriöser medizinischer Qualitätssicherung

Die total verunglückte Vorlage der schweizerischen Gesundheitsbehörden zur Schaffung eines nationalen Instituts für Qualitätssicherung im medizinischen Bereich hat zur Frage geführt, ob denn in einem derart von individuellen Aspekten geprägten Markt wie jenem für gesundheitliche Dienstleistungen eine Qualitätssicherung nach objektiven Kriterien überhaupt möglich und sinnvoll sei. Fazit: Die Qualität therapeutischer Massnahmen hängt einerseits von der Präzision und Vollständigkeit der initialisierenden Diagnose, anderseits von der Therapiefähigkeit der Patienten ab. Und einen weiteren nicht zu unterschätzenden Aspekt bilden die Kriterien, nach welchen die Resultate schliesslich zu beurteilen sind. Fazit: Medizinische Qualitätssicherung ist nur auf der Grundlage einer sicheren Initialdiagnose und einer kontinuierlichen Begleitung der Patienten möglich, deren Interessen auch hier stets in den Mittelpunkt zu stellen sind. Dadurch wird auch das elektronische Patientendossier von einem administrativen Steuerungsinstrument zu einem sinnvollen, die individuelle Gesundheit unterstützenden Tool.

"Das Gegenteil von gut ist gut gemeint". Diesen alt-hergebrachten Erklärungsversuch dafür, dass in der Praxis so manches schief geht, was in bester Absicht geplant und begonnen wurde, kann man sich für die Gesundheitspolitik getrost hinter die Ohren schreiben. **Denn bis dato ist fast jeder Versuch, die munter da-vongaloppierenden Gesundheitskosten in den Griff zu bekommen, kläglich in die Hosen gegangen.** Und zwar so gründlich, dass man sich bisweilen an die Figur des Sysiphus aus der griechischen Mythologie erinnert fühlt und an seinen nutzlosen Versuch, einen schweren Fels-block auf eine Bergkuppe zu schleppen. Oder an die stets gleiche Ballszene mit Charlie Brown und Lucy in Shultz` Peanuts.

Qualitätskontrolle statt Wettbewerb?

Geht man der Sache auf den Grund, so stellt man fest, dass das Versagen meist auf ein und denselben Doktor-Eisenbart-Ansatz zurückzuführen ist: **Man versucht, die Krankheiten rationeller und kostengünstiger zu ver-walten, statt die Gesundheit zu fördern.** Und selbst da sind die Resultate meist zweifelhaft, leistet man sich doch nach dem einen oder anderen marginalen Erfolg immer wieder mal den Luxus, gegen fundamentale Re-geln der Ökonomie zu verstossen. Jüngstes Beispiel aus der Schweiz: Da redet man während langer Zeit der Forderung nach mehr Wettbewerb das Wort. Und dann geht man hin und schaltet den Wettbewerb unter den Krankenlassen dadurch aus, dass man diese zu einem Risiko-Ausgleich zwingt.

Dabei müssen Kassen mit einer günstigen Risikostruk-tur ihre Gewinne an jene abführen, die weniger gut

---

gewirtschaftet und sich eine ungünstigere Risikostruktur aufgebaut haben. **Damit entfällt jeder Anreiz, in die Gesundheit der Versicherten zu investieren und sich im präventivmedizinischen Bereich zu engagieren, wie das die Krankenkassen früher taten.** Manche dieser Versicherungen bauten für ihre Klientel eigentliche Präventionsprogramme auf, die zweifellos dazu beitrugen, die Krankheitsrisiken ihrer Versicherten zu mindern. Aus diesem Disengagement hat sich inzwischen das Paradoxon entwickelt, dass Personen, die an einem präventivmedizinischen Engagement interessiert sind, für den Abschluss teurer Spezialversicherungen motiviert werden sollen, obwohl ihr Verhalten eigentlich honoriert werden müsste.

Und um die Konsequenzen dieses Missgriffs abzumildern, denkt man nicht etwa an einen Übungs-Abbruch, sondern vielmehr daran, die therapeutischen Strategien und die zu ihrer Umsetzung gewählten Eingriffe und Medikationen nach deren Erfolg zu beurteilen. Und so verfiel man – wiederum in der Schweiz – auf die Idee, mit einem Aufwand von 35 Millionen CHF und jährlichen Betriebskosten von rund 10 Millionen CHF – selbstverständlich grösstenteils zulasten der Versicherten – **ein Qualitätssicherungs-Institut aufzubauen mit dem erklärten Ziel „die Zahl der nicht wirksamen, nicht effizienten und unnötigen Eingriffe zu reduzieren, teure Fehl- und Überversorgungen zu vermeiden und damit die Qualität der Behandlung zu erhöhen."**

Dieses von der Administration zusammengeschusterte Grundkonzept war indessen derart unbedarft und bar jeden praktischen Verständnisses, dass es nicht einmal zur Realsatire taugte. Dies ersieht sich schon aus dem hier zitierten Kernsatz. Denn es ist **reichlich naiv zu glauben, dass durch die Eliminierung von therapeutischen Ansätzen, die man für wenig wirksam oder gar unnütz hält, eo ipso die Qualität der Behandlung nachhaltig erhöht werde.** Dies lässt auf ein mechanistisches und sich an quantitativen Grössen messendes Krankheitsverständnis schliessen, in welchem weder nach Ursachen noch nach verzögerten oder aber progredienten Prozessen gefragt wird – und schon gar nicht nach orthomolekularen Einflüssen sowie biokybernetischen Steuerungsmechanismen und Regelkreisen. Ganz offensichtlich dominierte hier die Auffassung, therapeutische Konzepte, Methoden und Medikationen mit dem Mittel der Statistik auf deren Tauglichkeit hin abklopfen und danach Zensuren austeilen zu können.

Schlechte Therapieaussichten bei Stress …

Warum dieser Ansatz nicht nur nichts taugt, sondern für teures Geld sogar kontraproduktive Wirkungen generieren kann, sei hier zum besseren Verständnis anhand von vier Beispielen erläutert, die auch an anderer Stelle in diesem Werk erwähnt sind und deshalb keiner langfädigen Einführung in die Thematik bedürfen. Konkret geht es um **Sachverhalte, die darüber entscheiden, ob und in welchem Masse ein Patient überhaupt therapiefähig ist,** sowie um interaktive Wirkungen zwischen Medikationen, Ernährung und Lebensgewohnheiten und um andere Begleitumstände, die einem therapeutischen Konzept förderlich sein oder dieses in Frage stellen können.

Als erstes und dominantes Beispiel sei hier die Stress-Thematik beleuchtet, deren Bedeutung im Verlaufe der vergangenen drei Jahrzehnte enorm zugenommen hat. Persistierender und pathogener Stress führen früher oder später zu ernsthaften gesundheitlichen Problemen. Wie wir an anderer Stelle bereits dargelegt haben, sind rund 80 % aller Krankheiten und über 95 % aller chronischen Leiden direkt oder indirekt mit Stress assoziiert. **Stress provoziert jedoch nicht nur Krankheiten und in der Folge Chronifizierungen, sondern steht auch dem Erfolg therapeutischer Massnahmen im Wege.** Angesichts der Bedeutung des Problems müsste heute vor oder im Rahmen jeder Diagnose ein qualifizierter Stresstest durchgeführt werden.

Generell gilt: **Ein Patient, der unter Stress steht, ist nur bedingt behandlungsfähig.** Stress wiederum ist die Folge eines Ungleichgewichts zwischen den beiden neurovegetativen Gegenspielern Sympathikus und Parasympathikus. Das im Stammhirn des Menschen aktive Vegetative Nervensystem, welches die unbewussten Körperfunktionen steuert, galt bislang als nicht diagnostizierbar und auch als nicht willentlich beeinflussbar. Mittels einer neuartigen Messmethode lässt sich jedoch eine Dysbalance des Vegetativums – gleichbedeutend mit Stress – seit kurzem nach wissenschaftlichen Kriterien nachweisen. **Was bedeutet, dass zu einem Qualitätstest medizinischer Massnahmen nur Leute zugelassen werden dürfen, die nicht unter Stress stehen. Das schränkt den Kreis der Probanden schon mal stark ein.**

... wie auch bei Schwermetallen und Wassermangel.

Ähnlich verhält es sich mit Schwermetallen, die über Luft und Nahrung – und vor allem auch aus dem Zahnersatzmaterial Amalgam – in den Körper gelangen und sich dort in den Knochen und im Fettgewebe ablagern. Bei den Schwermetallen fällt häufig weniger deren Giftigkeit ins Gewicht als vielmehr die Tatsache, dass sie Enzyme blockieren können. Enzyme aber sind für die Verstoffwechslung von Mikronährstoffen wie auch von pharmazeutischen Wirkstoffen unerlässlich. **Wenn also eine Medikation bei einem Patienten nicht anschlägt, heisst das noch lange nicht, dass sie unwirksam ist oder nicht lege artis verabfolgt wurde. Es kann auch eine Schwermetall-Belastung vorliegen.**

Was bedeutet, dass Probanden, die in einen medizinischen Qualitätstest einbezogen werden sollen, zunächst danach zu untersuchen sind, ob sie die Wirkstoffe einer Medikation überhaupt aufnehmen und metabolisieren können. Wenn ein Wirkstoff bei Patienten keine Reaktion auslöst, so muss dies somit nicht heissen, dass das genutzte Medikament eine ungenügende Bioverfügbarkeit aufweist; das Problem kann durchaus auch beim Patienten selbst liegen. **Übrigens können heute Schwermetalle mittels speziell konditionierter Schichtsilikate oder Chitinpräparate ausgeleitet werden.** Dazu ist ein spezielles, auf natürlichen Stoffen basierendes Verfahren erforderlich.

Ein anderen Beispiel: Arthrose, die fälschlicherweise immer noch als Abnützungs- und nicht primär als Mangelkrankheit charakterisiert wird, kann mit einer Supplementation von Chondroitinsulfat und Glucosamin mit guter Aussicht auf Erfolg behandelt werden, sofern noch ein gewisses Mass an Rest-Knorpelmasse vorhanden ist und nicht bereits Knochen auf Knochen stösst. Die Metabolisierung dieser beiden natürlichen Stoffe kann jedoch durch die erwähnte Schwermetallbelastung verhindert werden. **Ein unbefriedigendes Resultat der Supplementation kann aber auch auf eine zu geringe Wasseraufnahme durch die Patienten zurückzuführen sein.** Denn bei einer ungenügenden Wasserzufuhr droht die Knorpelmasse ihre Elastizität zu verlieren und zu verspröden.

Etwas bekannter dürften die Zusammenhänge bei der ebenfalls stark verbreiteten Übersäuerung sein, bei welcher die Ursache meist bei einer Fehlernährung der Patienten zu suchen ist: Zu viele säurehaltige Nahrungsmittel in Verbindung mit einem zu geringen Anteil an Ballaststoffen und einer zu geringen Wasseraufnahme führen zumeist zu einer chronischen **Übersäuerung nicht nur des Gastrointestinaltrakts, sondern des ganzen Organismus, als dessen Konsequenz therapeutische Massnahmen häufig nicht jene Wirkung zeitigen, die man sich von ihnen erhofft.** Eine chronische Übersäuerung, die letztlich eine ganze Reihe körperlicher Beschwerden auslösen kann, lässt sich in der Regel mit einer ausreichenden Wasseraufnahme kompensieren.

Kernfrage: Was taugt eigentlich die Diagnose?

Neben den hier erwähnten Faktoren, die einem objektiven Wirkungsnachweis im Wege stehen und von denen die Stress-Symptomatik zweifellos die wichtigste ist, gibt es noch einen zweiten dominanten Aspekt, der einer näheren Betrachtung bedarf: die Qualität der Diagnose per se. Auch diese findet ungeachtet ihrer Dominanz für medizinische Qualitätsbeweise im besagten Konzept aus unbegreiflichen Gründen kaum Erwähnung. Beträchtliche Zweifel sind indessen auch in dieser Hinsicht angebracht, **weiss man doch um die Ungenauigkeit und Fehlerhaftigkeit vieler Diagnosen**. Also müsste bei einer Qualitätskontrolle Gewissheit bestehen, dass die Diagnose korrekt ist, denn ein richtiges therapeutisches Konzept auf der Basis einer falschen Diagnose kann nur zu einem Misserfolg führen.

Demzufolge müsste als erste Massnahme eine Qualitätskontrolle der Diagnostik stattfinden. Was wiederum ein spezielles Problem darstellt, denn wie kann die Richtigkeit einer Diagnose bei einer diffusen Ätiologie sichergestellt werden? Und dazu gleich die Kardinalfrage: **Gibt die Diagnose auch Auskunft über die Therapiefähigkeit des Patienten und vermittelt sie im Weiteren Informationen über gesundheitliche Sachverhalte, die sich einer Therapie entgegenstellen können?** Das ist beispielsweise der Fall, wenn der Patient einen schlechten vegetativen Regulationswert aufweist, der eine hohe permanente Stressbelastung anzeigt oder wenn seine durchschnittliche Zellspannung auf einen kritischen Level abgesunken ist. In all diesen Fällen müssen zunächst die Grundbedingungen für eine aussichtsreiche Therapie geschaffen werden, ehe mit dieser begonnen werden kann. Häufig löst sich danach auch das vom Patienten subjektiv wahrgenommene gesundheitliche Problem. Steht jedoch für ein vorgezogenes, ursachenbezogenes Vorgehen nicht genügend Zeit zur Verfügung, so ist eine Doppel-Strategie im Sinne einer simultanen Behandlung von Ursache und Symptom angezeigt.

Wenn sich – um bei der Grundaussage zu bleiben – nun also die Diagnose nur auf die Symptomatik bezieht und die Therapie sich danach ausrichtet, so erscheint die Frage berechtigt, wie man denn auf diese Weise zu tauglichen objektiven Hinweisen auf die Effizienz des gewählten Vorgehens kommen soll. Also müsste eine Strategie zur Evaluation bzw. **zur Bewertung des Nutzens therapeutischer Massnahmen damit beginnen, dass man sich fundamentale Gedanken über die Diagnostik zu machen anschickt.** Und das ist schon für sich allein ein gewaltiges Thema, welches die Frage impliziert, wie man denn in einem halbwegs vernünftigen Zeitrahmen und zu halbwegs verantwortbarem Aufwand zu vertretbaren Resultaten gelangt.

Wie misst man eigentlich Therapie-Erfolge?

Und um die Sache gleich so kompliziert darzustellen, wie sie effektiv ist, sei noch die finale Frage gestellt, die da lautet: **Wie wird nun der Erfolg einer therapeutischen Massnahme festgestellt und gewertet?** Reicht dazu die Aussage der Patienten über ihre Befindlichkeiten ante und post curam oder müssen objektive Parameter her, um die Gültigkeit der entsprechenden Aussage zu untermauern? Auch da sieht man sich – sobald man beginnt, das ganze Vorhaben kritisch zu durchleuchten – auf die Initialfrage nach der Qualität der Diagnose und auf den damit einhergehenden Aspekt von Ursache und Symptomatik zurückgeworfen.

Diese grundsätzliche Auseinandersetzung mit der Thematik hat denn auch – angeschoben durch das untaugliche Konzept des Schweizer Gesundheitsministers zur Schaffung eines Instituts für Qualitätssicherung im medizinischen Bereich – zu dem in diesem Buch dargelegten Basiskonzept einer durch qualifizierte Gesundheitscoaches durchgeführten Initialdiagnostik mit anschliessendem periodischem Monitoring geführt. Dies aufgrund der Erkenntnis, dass eine Diagnose stets nach möglichst ganzheitlichen Kriterien vorzunehmen sei, dass anderseits aber **jede Diagnose – teils systembedingt, teils aus der aktuellen Situation des jeweiligen Probanden heraus – mit gewissen Ungenauigkeiten behaftet ist, die nur durch die periodische, aktualisierende Wiederholung des Vorgangs ausgeschaltet werden können.**

Zu dieser Lösung gelangt man jedoch nur dann, wenn man konsequent die Patienten in den Mittelpunkt stellt und davon ausgeht, **dass Prävention, Diagnose und Therapie stets im Dialog mit den Patienten und nicht mit dem jeweiligen gesundheitlichen Problem stattzufinden hat.** Und nur so macht auch die Anlage eines Patientendossiers – eines Tools, in welches heute noch übertriebene Erwartungen gesetzt werden – letztlich Sinn.

Anzumerken bleibt, dass das für die Initialdiagnose gewählte System – ein von der legendären russischen **„Oberon-Methode" abgeleitetes ganzheitliches Diagnosesystem – über ein Vierteljahrhundert später auch im Westen Nachahmer gefunden hat:** Inzwischen sind verschiedene IT-Unternehmungen und Startups auf den

Zug aufgesprungen und versuchen, mit der Auswertung von Zehntausenden von Anamnesen zu systematisierbaren Parametern und diagnostischen Mustern zu gelangen, die letztlich zu rasch durchführbaren und aussagekräftigen Diagnosen genutzt werden können. Eine weniger innovationsresistente Gesundheitsbranche hätte dies bereits vor über 15 Jahren haben können.

Der Arzt behandelt, die Natur heilt

Keine Heilungserfolge ohne Mitwirkung der Patienten

Naturärzte, die traditionellerweise einen intensiveren Kontakt zu ihrer Klientel pflegen können als die meisten Allgemeinpraktiker und Spezialisten, wissen besonders gut um die Bedeutung der Patienten-Mitwirkung für den Erfolg von Heilungsprozessen. Und umgekehrt, dass sie mit ihrer Heilkunst auf verlorenem Posten stehen, wenn sich ihre Patienten nicht voll mit der Heilungsabsicht identifizieren und den entsprechenden Prozess mental unterstützen. Umgekehrt bedürfen jedoch viele Patienten einer besseren Information über ihren Gesundheitszustand und ihre gesundheitlichen Defizite, wenn sie den Genesungsprozess aktiv unterstützen sollen. Hier kann die ganzheitliche Initialdiagnose in Verbindung mit leicht verständlichen Erläuterungen durch den Gesundheitscoach einen wertvollen Support bieten. Dieser wird verstärkt durch die Regenerationszentren, die nicht nur als Anlauf- und Informationsstellen dienen, sondern mit ihrer gesellschaftlichen Komponente ausserdem einen Schutz vor Vereinsamung bieten können. Auch dabei handelt es sich letztlich um eine Leistung mit präventivmedizinischer Komponente.

Es dürfte sich allmählich herumsprechen, **dass eine konsumorientierte Haltung der Patienten, die von ihren Ärzten und/oder von einer Medikation aus der Apotheke die Lösung ihrer gesundheitlichen Probleme erwarten, ohne dazu selbst etwas beitragen zu müssen, die Aussichten auf Heilung massiv verschlechtert.** Neben diesen „Heilungs-Konsumenten" gibt es noch zwei weitere Patienten-Kategorien mit schlechten Prognosen: Die einen verzichten a priori darauf, gesund zu werden, wenn die Krankenkasse nicht den gesamten therapeutischen Prozess finanziert, während jene der dritten Kategorie sich so mit ihrem Leiden identifiziert haben, dass sie zwar pro forma von Therapeut zu Therapeut und von Praxis zu Praxis hüpfen, es aber ablehnen, irgendetwas für ihre Heilung zu tun oder sich auch bloss positiv zu den Heilungsbestrebungen einzustellen.

Zur ersten dieser drei Kategorien gibt es eine **wunderbare Geschichte von Johann Peter Hebel**, die mit gewissen Einschränkungen auch für die anderen beiden Kategorien gelten kann. Hier die Nacherzählung in Kurzform:

Die Geschichte vom reichen Kaufmann und dem bösen Lindwurm

Ein reicher Kaufmann mit respektablem körperlichem Übergewicht, der von verschiedenen Gebresten geplagt wurde und zu deren Beseitigung er von Arzt zu Arzt eilte, gelangte endlich zu einem Doktor, der dessen Mentalität auf Anhieb durchschaute. Und der gleich herausfand, wie diesem Herrn, der stets den Spruch auf der Zunge führte „was bezahl´ ich meinen Arzt, wenn er

mich nicht gesund macht?" geholfen werden könne.
Und so klärte er den Patienten wie folgt über dessen
Leiden auf: „**Herr, Ihr habt in Eurem Gedärm einen bö-
sen Lindwurm, der Euch allmählich von innen her auf-
frisst. Da hilft nur eins: Das üble Tier muss ausgehungert werden**. Ich schicke Euch zu einem Kollegen in
Frankfurt, der sich mit diesen miesen Viechern aus-
kennt. Aber Ihr dürft den Weg dorthin nur zu Fuss gehen, nur in schlechten Wirtshäusern einkehren und nur
frugale Mahlzeiten zu Euch nehmen." Der Mann er-
schrak, liess sich willig die Adresse des Arztes in Frankfurt geben und versprach, den Rat zu befolgen.

Und tatsächlich tat der Kaufmann, wie ihm empfohlen
wurde. Anfänglich zwar äusserst missmutig (O-Ton Hebel: „Und wo er auf dem Weg ein Würmlein sah, da
zertrat er´s"), doch allmählich hellte sich seine Stim-
mung auf und er ward mit jedem Tag munterer und
fröhlicher. Und wie er schliesslich beim Arzt in Frankfurt eintraf und nach seinem Befinden gefragt wurde,
da meinte er, **er sei eigentlich guten Muts, bei bester
körperlicher Verfassung und wisse gar nicht, was man
noch für ihn tun könne**. Ungeachtet dessen untersuch-
te ihn der Arzt gründlich und sagte danach. „Der böse
Lindwurm wurde tatsächlich ausgehungert, aber inzwischen sind dessen Nachkommen aus den Eiern ge-
schlüpft, und denen müssen wir auch noch den Garaus
machen." Er müsse folglich den gleichen Weg auf die
gleiche Art und Weise zurückgehen, wie er gekommen
sei.

Der Kaufmann meinte, das sei mittlerweile für ihn kein
Problem mehr und bedankte sich. Und zu Hause ange-
kommen verzichtete er künftig auf jede Völlerei, schau-

te auf genügend Bewegung und dankte seinem Arzt mit warmen Worten und einem guten Honorar. **Warum diese Geschichte? Sie könnte ein guter Aufhänger oder Ingress sein für jedes Patienten-Seminar,** denn die Mitwirkung der Patienten und deren positive Einstellung zu Massnahmen für ihre Gesundung und Gesunderhaltung bilden tatsächlich das A und das O jeder Aussicht auf den Erfolg von Ratschlägen und Behandlungen. Und es ist anderseits nicht einzusehen, warum Personen mit entsprechend negativer Einstellung den Gesundheitsbetrieb übernutzen und kontaminieren sollen. Deshalb ist folgerichtig alles zu unternehmen, um diese daran zu hindern, ihr Negativpotential freizusetzen.

Die Gesamtdiagnose als Aufforderung zur Mitwirkung der Patienten…

Eine andere Tendenz, welcher unbedingt entgegengewirkt werden muss, sind fehlende Vorstellungen über gesundheitlich richtiges Verhalten: Eine einseitige, nur auf wenige Nahrungsmittel abstellende Ernährung, die ausserdem auf eine bestimmte Idee – wie zum Beispiel eine gesundheitlich bisweilen fragwürdige Askese – ausgerichtet ist, führt eher zu einer schlechteren als zu einer besseren Prognose für die Betroffenen. Auch bei den Sportarten ist jede Einseitigkeit und Überstrapazierung zu vermeiden. Sport mit dem Ziel der Gesundheitsförderung soll primär helfen, gewisse Defizite auszugleichen, wie sie beispielsweise durch Bewegungsarmut, durch falsche Körperhaltung und durch flache Atmung entstehen können.

So ist regelmässige Bewegung (allenfalls auch durch Gartenarbeit und Ähnliches) wichtiger als eine körperliche Parforce-Leistung am Wochenende. Und beim Joggen sollte man sich mit Vorteil daran erinnern, dass es hier nicht nur um die Bewegung, sondern auch um die richtige Atmung geht. **Zu einer guten Bewegung aller Muskelpartien unter Miteinbezug aller Körperorgane verhilft beispielsweise das Trampolinspringen – nicht nach kompetitiven Kriterien, sondern nach den Regeln des Ausgleichssports.** Dabei ist auch der mentalen und der neurologischen Gesundheit Rechnung zu tragen, für die die richtigen Bewegungsabläufe ebenfalls von erhöhter Bedeutung sind, Ganz allgemein gilt auch hier **die alte römische Devise „sit mens sana in corpore sano"** d.h. es möge ein gesunder Geist in einem gesunden Körper sein.

Gleichsam den Einstieg in eine solche Zielsetzung bildet die initialisierende Gesamtdiagnose, in die die Patienten und Probanden zunächst im Rahmen einer allgemeinen Orientierung eingeführt werden. Diese soll ihnen die Möglichkeit verschaffen, das Procedere, dem sie sich in der Folge unterziehen werden, näher kennenzulernen und beurteilen zu können. Nach der Untersuchung wird zuhanden der Probanden ein Bericht erstellt und mit einem erläuternden Begleitheft abgegeben. **Es ist davon auszugehen, dass die Resultate neugierig machen und nahezu jeden Probanden dazu animieren, seine persönlichen Befunde anhand der Erläuterungen näher zu studieren und zu interpretieren.** Und sich dabei auch mit den in den entsprechenden Informationsschriften enthaltenen Empfehlungen für allfällige Interventionen auseinanderzusetzen.

… und als Lernprozess für eine andere Form der personalisierten Medizin

Auf jeden Fall werden die **Absolventen der initialisierenden Gesamtdiagnose nach einer „Reflexionszeit"** von ca. **2 Wochen zu einem persönlichen Gespräch aufgeboten**, in welchem sie Gelegenheit erhalten, ihre eigene Beurteilung mit jener ihres Gesundheitscoachs abzugleichen, Fragen zu stellen und das weitere Procedere festzulegen. Wenn es die Umstände angezeigt erscheinen lassen, wird der Gesundheitscoach die Probanden mit deren Einverständnis an einen Allgemeinpraktiker oder einen Spezialisten überweisen, der mit ihnen ein therapeutisches Konzept erstellt, eine sich aufdrängende Intervention und/oder Medikation bespricht und zugleich die Risiken von Wechsel- und Nebenwirkungen sowie allfällige weitere Risiken und Handlungsbedürfnisse erörtert, die von bestehenden oder sich anbahnenden Multimorbiditäten ausgehen können.

Nota bene: **Auch hier handelt es sich um personalisierte Medizin im eigentlichen Sinne, die jedoch die Patienten aktiv und nicht bloss passiv einbezieht** und die im Vergleich mit dem sich anbahnenden, von den internationalen IT-Unternehmungen und den Pharma-Konzernen angestrebten Personalisierungs-Hype **nur marginale Kosten verursacht**. Ganz allgemein wäre dann auch im Rahmen einer umfassenden Informationskampagne darauf hinzuweisen, dass der Begriff der „personalisierten Medizin" auf diese initialisierende

Phase umgepolt wird. Auch damit böte sich Gelegenheit, die Bürger zur Wahrnehmung der Verantwortung zu motivieren, die sie für die Erhaltung und die Pflege ihrer eigenen Gesundheit tragen.

Der Einstieg über die Gesamtdiagnostik mit dem **Support durch einen Coach, der nicht in einen Wust administrativer Obliegenheiten eingebunden wird und sich deshalb Zeit für die persönliche Betreuung der Klientel nehmen kann,** ist zweifellos die effizienteste Massnahme für die Einbindung der Patenten in die Verantwortung für ihre eigene Gesundheit wie auch in präventive und allenfalls auch kurative Erfordernisse. Darüber hinaus aber bedarf es auch einer ganzen Reihe kollektiver Informations-Dienstleistungen – einerseits im Bestreben, die Leute überhaupt auf die neuen Angebote einer kontinuierlichen Gesundheitsvorsorge hinzuweisen und sie für eine Teilnahme zu interessieren, anderseits mit dem Ziel, die Kenntnisse über gesundheitliche Sachverhalte zu mehren und zu vertiefen, gleichzeitig aber auch Vorurteile und Irrtümer auf diesem sensiblen Gebiet abzubauen.

Der „informierte, engagierte Patient" als Basis einer effizienten medizinischen Versorgung

Dazu bedarf es einer Aufklärungsarbeit, wie wir sie bereits im Kapitel „Neue Perspektiven für eine bezahlbare Sozialmedizin" skizziert haben. Zu ergänzen bleibt allerdings der Aspekt der Herkunft der Informationen: Diese sollten sich primär auf Sachverhalte und Erkenntnisse stützen, die im Rahmen der hier beschrie-

benen Engagements für die Etablierung einer Interme-
diärstufe zwischen der Bevölkerung und den Organen
der kurativen Medizin mit den Schwerpunkten Prävention, Prädiagnostik und Regeneration gewonnen werden. Darüber hinaus sollten konsolidierte Wissensbausteine über verschiedene Risiken, Sekundärrisiken, Lei-
densbilder und therapeutische Ansätze vermittelt werden, wobei stets auf die Rückverfolgbarkeit referenziert
werden soll. Was bedeutet, **dass vor allem aufgezeigt
werden soll, wie sich gewisse Krankheiten und Leiden
durch die frühzeitige Diagnostik und gesundheitliche
Vorsorge vermeiden lassen.**

Daneben **sollen in einem bedeutenden Umfang auch
Chronifizierungsprozesse thematisiert werden,** mit
konkreten Hinweisen auf deren Entstehung wie auch
auf die Chancen, diese Prozesse durch geeignete Massnahmen aufhalten oder gar rückgängig machen zu können. **Ein weiteres grosses und permanentes Themen-
feld wird der Stress bilden, der bekanntlich von der
World Health Organization WHO als eine der grössten
gesundheitlichen Herausforderungen des Jahrhunderts bezeichnet wird.** Dabei wird man sich jedoch
nicht nur auf die äusserlichen Faktoren der Stress-
Entstehung beschränken, sondern auch umfassend auf
Fragen des Stress-Managements eingehen, das ja in
seinen wesentlichen Zügen mit den Bemühungen um
eine auf die Erhaltung der Gesundheit fokussierte Le-
bensführung einhergeht.

Im Zusammenhang mit der Information der Patienten
und ihrem Einbezug in den Heilungsprozess ist auch eine zentrale Botschaft zu vermitteln, die nicht genug be-
tont werden kann und deren Internalisierung die ei-

gentliche Voraussetzung für eine erfolgreiche Sozial- und Präventivmedizin bildet. **Es ist die aus dem Altertum stammende Erkenntnis „medicus curat, natura sanat". Zu Deutsch: Der Arzt behandelt, die Natur heilt.** Wobei unter „Natur" der Mensch zu verstehen ist, der durch die Nutzung seiner natürlichen Ressourcen die Voraussetzungen für seine Gesundheit und für einen aussichtsreichen Genesungsprozess im Falle seiner Erkrankung schafft.

Schutz vor Vereinsamung als neue Aufgabe der Sozialmedizin

Dabei wird auch eine Sekundärthematik zur Sprache kommen, die der deutsche Stressforscher Prof. Mazda Adli ausgelöst hat, der gerade in jüngerer Zeit mit seinem neuen Buch „Stress and the City" in Erscheinung getreten ist und der sich intensiv mit Fragen der gesellschaftlichen Isolation als Stress- und Krankheitsursache auseinandersetzt. Auf ihn geht auch die Feststellung zurück, **dass der Mensch auch in der Menschenmasse vereinsamen könne, wenn er zu seinem Umfeld kein tragfähiges Verhältnis aufbauen kann.** Tatsächlich haben sich durch das Aufkommen neuer Kommunikationsformen – und hier insbesondere durch das Web und die SMS-Kultur – ältere Strukturen des zwischenmenschlichen Austauschs massiv zurückgebildet, so vor allem das Vereinswesen und die Stammtische. Hier kann das Regenerations-Center mit seinen multiplen Aktivitäten nach und nach einen nahezu vollwertigen Ersatz anbieten – insbesondere wenn sich das Themen-Angebot nicht nur auf engere Fragen der Gesundheitspflege, sondern auch auf Randthemen kultureller und sportlicher Natur erstreckt.

Zwingend stellt sich in diesem Zusammenhang die **Frage nach der Organisationsform und der Finanzierung von Aktivitäten, die die Menschen dazu bringen sollen, sich intensiver um die Erhaltung ihrer Gesundheit zu kümmern.** Ohne einer teilweise eigendynamischen Entwicklung auf diesem Gebiet vorgreifen zu wollen, sei hier die Rechtsform eines Vereins als organisatorische Basis eines derartigen Vorhabens diskutiert. Dieser erhält seine Akzeptanz und Attraktivität dadurch, dass er seinen Mitgliedern eine lückenlose Orientierung über alle Aktivitäten der Regenerationscenter wie auch über das ganzheitliche Informationsangebot bietet und ihnen zudem Rabatte auf der Inanspruchnahme der kostenpflichtigen Angebote einräumt.

Im Übrigen wird eine entsprechende Entität **in der Form einer lernenden Organisation konzipiert**, die ihre Aktivitäten laufend auf die sich ergebenden Erfordernisse und die sich bietenden Gelegenheiten aufbaut. Damit dürfte es gelingen, parallel zu einer Reform des Gesundheitswesens an Haupt und Gliedern auch den dazu erforderlichen Mentalitätsaufbau zu schaffen.

Nahrungs-Supplemente:
lebenswichtig oder Luxus?

Dringend reformbedürftig: der überadministrierte Markt für Nahrungsergänzungsmittel

Im Jahre 1994 traf der Kongress der Vereinigten Staaten von Amerika einen wegweisenden Entscheid: Mit der „Dietary Supplement and Education Act" verfügte er die allgemeine Verkaufsfreigabe für alle natürlichen Substanzen, die im engeren oder weiteren Sinne den Nährstoffen zuzurechnen sind, d.h. in irgend einer Form Teil der menschliehen Nahrung bilden oder bilden können. Dazu zählen Vitamine, Mineralstoffe, Spurenelemente, verschiedenste pflanzliche Essenzen und Extrakte – soweit diese nicht den Rauschmitteln zuzuordnen sind – sowie Präparate tierischen Ursprungs, Proteine, Enzyme, Aminosäuren und selbst Basis- oder Prohormone.

Die europäischen Gesundheitsbehörden begegneten dieser Entwicklung mit Unverständnis und grosser Skepsis. Die Verwendung dieser Substanzen – so wurde argumentiert – dürfe auf keinen Fall dem Urteilsvermögen und der Verantwortung der Konsumenten überlassen werden, da diese nicht über die nötigen Kentnisse zu deren sachgerechter Nutzung verfügten. Es bedürfe deshalb einer strengen Kontrolle, wie sie auch für Heilmittel Gültigkeit habe. Will heissen: Bei den handelsüblichen Nahrungsmitteln besteht kein Risiko einer Fehlernährung, wohl aber bei den Nahrungsergänzungsmitteln. Das ist reichlich absurd, und zwar umso mehr, als Nahrungsergänzungsmittel – wenn sie denn der Selbstkompetenz ihrer Nutzer überlassen werden – eine wichtige Rolle in der Präventivmedizin und damit im Bemühen um eine Reduktion der ausufernden Gesundheitskosten bilden können.

Einmal mehr sei damit die Forderung gestellt, dass spätestens anlässlich einer Reform des Gesundheitswesens die Nahrungsergänzungsmittel den Klauen der Gesundheitsbürokratie zu entreissen und von der Pflicht zur Registrierung zu befreien seien. Und im gleichen Zuge müsste auch das faktische Verbot von Wirkungsaussagen aufgegeben werden, welches jeder zeitgemässen Forderung nach mehr Transparenz und mehr Konsumenten-Selbstbestimmung widerspricht.

Nahrungsergänzungsmittel werden zwar **von vielen Ernährungsphysiologen als unnötig betrachtet, weil eine sogenannte „ausgewogene Ernährung" den Menschen weit mehr bringen könne als es die besten Ergänzungsmittel je vermöchten.** Diese Haltung ist insofern befremdlich, als man in der Regel auf die Frage, was denn nun unter „ausgewogener Ernährung" zu verstehen sei, nur ausweichende Informationen erhält, vor allem aber die üblichen Gemeinplätze über mehr Gemüse und Früchte, weniger Fleisch, mehr Fisch, mehr oder weniger Milchprodukte, weniger Brot und weniger Teigwaren, mehr Hülsenfrüchte und Nüsse etc.

Ein Mainstream der Irritationen

Nimmt man dann eine Tabelle mit Angaben zur täglichen Menge an Vitaminen, Mineralien, Spurenelementen und anderen orthomolekularen Stoffen zur Hand, die der Mensch zu sich nehmen müsste, um gesund und leistungsfähig zu bleiben, so staunt man bald einmal über die Menge an Nahrungsmitteln, die man verzehren müsste, um sich die täglich benötigte Menge an wichtigen Nährstoffen zuzuführen. **Und dann konsultiert man eine Kalorientabelle und fragt sich, wie dies alles ohne Aussichten auf ein beträchtliches Übergewicht wohl zu schaffen sei.**

Ganz allgemein würde sich der gesundheitsbeflissene Bürger, der einschlägige Empfehlungen zu seiner Ernährung erwartet, auf diese Weise von einer Irritation zur nächsten schleppen. Nicht besser sieht die Sache aus, wenn er sich auf die entsprechenden Empfehlungen der Gesundheitsbehörden, der Nahrungsmittelindustrie, der Ernährungsfachleute und der Medizin stützt und dabei feststellt, **dass nicht nur die individuellen Empfehlungen, sondern auch das Empfehlungs-Mainstreaming laufend mit neuen Irritationen aufwarten.** In den vergangenen drei Dezennien jedenfalls kam man als Konsument kaum aus dem Staunen raus:

Zunächst erfuhr man, dass tierische Fette gefährlich seien und nach Möglichkeit durch andere Stoffe zu ersetzen seien. Dann kam die Geschichte mit den ernährungsphysiologisch angeblich so wertvollen hochungesättigten Fettsäuren zum Tragen, und fast parallel dazu jene mit dem Cholesterin, in deren Gefolge es marktmächtige Margarinefabrikanten fertig brachten, dass es der schweizerischen Milchwirtschaft faktisch verboten wurde, die Butter als „natürlich" auszuloben. **Dann kam es zur Verurteilung des Frühstückseis und wenig später fand man heraus, dass mit Statinen der Cholesterinspiegel gesenkt werden kann** – und wiederum wenig später konnte man Statine in der Margarine kaufen.

Dann wurde das Fett definitiv zum ernährungsphysiologischen General-Übeltäter gestempelt und immer mehr Nahrungsmittelhersteller erweiterten ihr Angebot um fettreduzierte Produkte. Später wurde dann das Frühstücksei wieder freigesprochen, und auch beim Fett ist inzwischen die Luft draussen, nachdem man entdeckte, dass ein Übermass an Kohlehydraten – die in dieser Phase das Fett ersetzen sollten – vom Körper in Fettstoffe umgewandelt und ins Fettgewebe eingelagert werden können. **Also warf man das Steuer wieder herum und fing unter dem Titel „no carbs" an, die Kohlenhydrate zu beargwöhnen und zu reduzieren.**

Ernährungsphysiologische Fake News…

Darüber hinaus gibt es seit den neunziger Jahren des vergangenen Jahrhunderts die Kategorie „Functional Food" oder „Nutraceuticals", basierend auf einem wachsenden Trend der Nahrungsmittelindustrie, ihre Produkte mit Vitaminen und anderen Wirkstoffen anzureichern. Als die Sache – gestützt durch eine Flut von Presseberichten und angeregt durch entsprechende

Trends auf dem Japanischen Markt – vorübergehend zum Kult erhoben wurde, **lancierte ein grosser Pharmabetrieb ein ganzes Programm meist süsser Snacks, die es dem Konsumenten ermöglichen sollten, seinen gesamten Mikronährstoff-Bedarf sicher zu decken.** Allerdings geriet die Geschichte zufolge schleppender Nachfrage zum Flop, weshalb das Programm schon bald wieder sang- und klanglos eingestellt wurde.

So sieht sich der Konsument laufend neuen und häufig auch widersprüchlichen Ernährungsbotschaften ausgesetzt, die bisweilen mit dem Anspruch auf ultimative Wahrheit hinausposaunt werden – oft kurz bevor man sie revoziert und mit neuen Glaubensinhalten ablöst. Dabei gab und gibt es neben dem ernährungsphysiologischen Hüst und Hott immer wieder Geschichten, die an Skurrilität kaum zu überbieten sind und die schon vor Jahrzehnten die Presse beschäftigten, obwohl es damals den Begriff der „Fake News" noch gar nicht gab.

Eine solche Geschichte war die Ravioli-Story. Sie wurde von Konsumentenschützern losgetreten, die das Fleisch in den „Büchsenravioli" auf dessen Zusammensetzung untersuchen liessen und feststellten, dass dabei im grossen Stil auch Innereien und Knorpel verarbeitet wurden. Es kam zu einem gewaltigen Aufschrei über die minderwertige Nahrung, die da den armen, arglosen Konsumenten zugemutet wurde. **Später fand man dann in den USA heraus, dass das vermehrte Auftreten von Gelenkproblemen unter anderem dem Umstand geschuldet war, dass immer mehr Menschen auf den Verzehr von knorpelhaltigem Fleisch verzichteten.** Manche Konsumenten, die sich damals von der Kampagne beeinflussen liessen und aus Ekel auf den Verzehr von Büchsenravioli verzichteten, nahmen dann später Präparate mit Glucosamin und Chondroitinsulfat gegen Arthrose zu sich, was sie billiger in den Ravioli hätten haben können.

... und Lachnummern

Eine andere Lachnummer war der Hormon-Skandal: Da die USA die Verfütterung von Wachstumshormonen an Kälber zuliessen, stoppte die Europäische Union den Import solcher Fleischsorten mit der Begründung, „hormonverseuchtes" Fleisch sei der menschlichen Gesundheit abträglich. Da sich die Schweiz dem Verbot nicht gleich anschloss, machten schweizerische Konsumenten-Organisationen gegen das Fleisch mobil und verlangten ihrerseits ein Verbot, womit sie zu verhindern trachteten, dass den Männern im Lande nach dem Verzehr solcher Produkte schon bald Brüste wüchsen. **Erst als ein findiger Chemiker herausfand, dass 10 Kilogramm des inkriminierten Rindfleischs weniger Hormonstoffe enthielten als eine einzige Antibabypille, war die Luft draussen,** der Verhältnisblödsinn offengelegt. Dennoch schloss sich die Schweiz später dem Importverbot an.

Doch der nächste Streich liess nicht lange auf sich warten: In den USA wurde nach der Freigabe aller Nahrungsergänzungsmittel durch die Food and Drug Administration FDA – bzw. nach der Aufhebung der entsprechenden Registrierungspflicht – der den Hormonhaushalt und das Schlafverhalten regulierende Hormonstoff Melatonin zu einem der meistkonsumierten Supplemente. Schon bald begannen amerikanische Fluggesellschaften ihrer Kundschaft Melatonin zur Verhütung der Negativfolgen des Jetlag abzugeben. Dadurch wurde der Stoff auch in Europa bekannt – aber von den Gesundheitsbehörden nicht zugelassen. **Denn die EU glaubte nicht tolerieren zu können, dass hier irgend ein Hormonstoff als Ergänzungsmittel auf den Markt gelangt, während man offiziell an der Behauptung festhielt, dass Hormone der menschlichen Gesundheit abträglich seien.** Dass der eine mit dem anderen Hormonstoff nichts zu tun hatte und dass der menschliche Organismus selbst Hormone produziert, die als Steuerungselemente eine wichtige Funktion erfüllen, focht die Apparatschicks in Brüssel nicht an. Dieser nebulösen Sicht der Dinge schloss sich in der Folge auch die damalige schweizerische Kotrollbehörde IKS an.

Als diese von importwilligen Unternehmungen um eine Importbewilligung für Melatonin angegangen wurde, stützte sie sich auf die Behauptung, über die Langzeitwirkung der Präparate sei noch nichts bekannt. Und dies, obwohl mittlerweile Millionen von Amerikanern die Präparate während Jahren eingenommen hatten, ohne dass irgend ein Fall von Unverträglichkeit bekannt geworden wäre. Und als die IKS von einem Kantonsapotheker zu mehr Realitätssinn in dieser Sache aufgerufen wurde, verlegten sich die Berner Pharmazie-Juroren auf eine Untersuchung durch einen angeblich neutralen Gelehrten – wodurch die Sache endgültig zur Realsatire geriet. Stellte dieser doch in seinem Gutachten fest, dass Melatonin bedenklich sei, da der Stoff „Müdigkeit verursache". Mit anderen Worten: **Ein unter anderem als Mittel zur Einschlafhilfe angepriesener Wirkstoff sei deshalb nicht verkehrsfähig, weil er Müdigkeit verursache!** Trotz dieses Exkurses in die offensichtliche Lächerlichkeit liess sich die IKS nicht beirren und hielt an ihrem Verbot fest. Immerhin wurde in der Folge privaten Konsumenten zugestanden, entsprechende Präparate für den Eigenbedarf im Ausland zu beziehen. Und man verzichtete auch darauf, Apotheker abzumahnen, die Melatonin trotz Verbots in ihrem Sortiment führten.

Befremdliches aus der Küche schweizerischer Ernährungs-Regulatoren

Eine ähnliche Fehlleistung im Bereich der Nahrungsergänzungsmittel leistete sich die IKS als Vorgängerin der Swissmedic im Falle der Supplemente Glucosamin und Chondroitinsulfat – zwei natürliche Baustoffe für die Bildung neuen Knorpelgewebes und für die Förderung der Elastizität derselben. Hier wurde bei einer Anfrage zur Verkehrsfähigkeit der beiden Produkte befunden, dass diese **nicht bloss als Heilmittel zu betrachten, sondern zudem der Rezeptpflicht zu unterstellen seien.** Dazu muss man wissen, dass die beiden Substanzen in der Rinderknorpelmasse reichlich enthalten sind, aus der sie denn auch extrahiert werden. **Umgekehrt sind knorpelhaltige Produkte in den Metzgereien unbeschränkt erhältlich** und ausserdem waren die beiden Substanzen zu Zeiten des ablehnenden Entscheids in der Viehwirtschaft bereits als Futterzusätze zugelassen. Schlagender lässt sich Ignoranz wohl nicht mehr darstellen.

Anders gelagert, aber nicht minder skurril war der Fall „Vitamin C". Hier sassen die Fachleute der IKS dem über die Medien kolportierten Bericht eines kanadischen Arztes auf, der geltend gemacht hatte, dass es bei einer zu hohen Dosierung von Ascorbinsäure zu einem sogenannten „Rebound-Effekt" kommen könne, bei dem sich die Wirkung der Substanz in ihr Gegenteil verkehre. Ob es sich dabei um eine Falschmeldung oder um einen bewussten Joke des Autors handelte, konnte in der Folge nicht mehr ermittelt werden. **Wesentlich aber war, dass die irreführende Nachricht in der einschlägigen Fachpresse rasch entlarvt wurde. Ungeachtet dessen verlangte die IKS von den Anbietern von Vitamin-C-Präparaten, dass sie in ihren Patienteninformationen auf den angeblichen Rebound-Effekt hinwiesen.** Hätten die zuständigen Beamten damals bloss ihren Job gemacht und die skurrile, allen früheren Erfahrungen widersprechende Nachricht mit der einschlägigen Literatur und den entsprechenden Publikationen des amerikanischen Nobelpreisträgers und „Vitamin-C-Papstes" Linus Pauling oder jenen des Ascorbinsäure-Entdeckers Alfred von Szent-Györgyi abgeglichen, wäre ihnen die Peinlichkeit erspart geblieben.

Eine ganz andere Geschichte beleuchtet den Sachverhalt, wie die bürokratische und sinnentleerte Handhabung von Richtlinien zu völlig unsinnigen Kosten führen kann, die mit zur Verteuerung der Heilmittel und registrierten Nahrungsergänzungsmittel beitragen können. Es ging damals um ein natürliches Sedativum, welches zwecks besserer Einnahme dragiert – d.h. mit einem Zuckermantel versehen – wurde. Diese Dragierung war mit einem grünen Farbstoff versehen, der – ob berechtigt oder unberechtigt entzieht sich unserer Kenntnis – in den Verdacht geraten war, Allergien auslösen zu können. Worauf der Hersteller sich bei der IKS erkundigte, **zu welchen Konditionen der grüne Farbstoff weggelassen werden könne. Antwort: Dazu bedürfe es** eines vollständigen neuen Registrierungsverfahrens, welches von A bis Z durchgezogen werden müsse.

Kontraproduktive und kostentreibende Entscheidungskultur ...

Worauf selbstverständlich auf diese Korrektur verzichtet wurde, war doch der Überzug eine reine Zuckerbäcker-Arbeit, die mit dem Wirkstoff der Tablette nicht das Geringste zu tun hatte. Und durch die Weglassung des Farbstoffs wurde auch das Coating in keiner Art und Weise verändert – weder geschmacklich noch in der Wirkung oder der Stabilität. **Der Verzicht auf die Elimination des Farbstoffs drängte sich auf, nachdem eine vorsichtige Schätzung der Kosten zeigte, dass für die Neu-Registrierung ein Return on Investment von mehr als fünf Jahren hätte eingesetzt werden müssen.** Die Entscheidung war umso unsinniger, als sie nicht nur völlig unverhältnismässig war, sondern auch aus fachlicher und ethischer Betrachtungsweise den Tatbestand des groben Unfugs erfüllte. Denn das Präparat bildete eine sanfte, aber nicht weniger wirksame Alternative zu den mit problematischen Nebenwirkungen belasteten Benzodiazepinen. Anderseits hätte ein auf ethische Grundsätze fokussierter behördlicher Entscheid auch überrascht.

Weiteren Unsinn produzierte ein kantonales chemisches Labor, welches die Konformität und Deklaration von Produkten zu überprüfen hatte – unter anderem **ein Molkeprodukt zur Stärkung der Knochen, welches auf den Tagesbedarf an Vitamin D3, Calcium und Magnesium ausgerichtet war und eine abgestimmte Menge an diesen Stoffen enthielt.** Diese Menge wurde auf der Packung vorschriftsgemäss angegeben – mit dem Hinweis, dass ein Sachet gemäss den geltenden Ernährungsempfehlungen die Hälfte des Tagesbedarfs eines erwachsenen Menschen an diesen Stoffen liefere. Diese Darstellung wurde nicht toleriert; auf Geheiss des zuständigen Beamten mussten die bestehenden Packungen allesamt eingestampft und durch solche ersetzt werden, die neu den Hinweis enthielten, dass die besagten Sachets 50 % des Tagesbedarfs an den erwähnten Stoffen enthielten. Auf einen Kompromiss, die entsprechende Korrektur erst mit den Packungen der folgenden Charge vorzunehmen, liess sich der Beamte nicht ein.

Nun liegen zwar diese Beispiele – deren Liste sich noch beträchtlich verlängern liesse – schon einige Zeit zurück, doch liegen keine konkreten Hinweise vor, dass sich an diesem Procedere Wesentliches geändert hätte. Noch immer sind die Abgrenzungen zwischen Nahrungsergänzungsmitteln und Medikamenten nicht genau geregelt, noch immer dürfen dem Publikum viele sachliche Produktinformationen nicht weitergegeben werden, weil daraus ein Heilsversprechen abgeleitet werden könnte und **noch immer werden Reglemente angewendet, die angeblich zum Schutze der Konsumenten geschaffen wurden, die aber faktisch kaum etwas damit zu tun haben, sondern lediglich der Aufrechterhaltung eines Kontrollapparats dienen**, der von einer totalen Unmündigkeit der Konsumenten ausgeht.

... zulasten der Patienten und Steuerzahler

Damit wird nun akkurat das Gegenteil dessen verfolgt, was das Ziel einer effizienten und zeitgemässen Gesundheitspolitik sein müsste, die auf die Prävention oder auf die Linderung von Beschwerden bedachten Konsumenten in die entsprechenden Prozesse einbeziehen müssten. Aber es entspricht durchaus der heute gesundheitspolitisch mehrheitsfähigen Philosophie, wonach noch mehr Einschränkungen, noch mehr Kontrollen, noch mehr Administration und noch mehr Erbsenzählereien nötig seien, um dem Ziel einer Senkung der Gesundheitskosten näher zu kommen. **Und dann reibt man sich die Augen und wundert sich, dass mit verlässlicher Konstanz stets das Gegenteil dessen eintritt, was die multiplen administrativen Daumenschrauben bewirken sollten.**

Dass damit nicht nur der Volksgesundheit kein Dienst erwiesen wird, sondern letztlich die Bürger und Patienten gezwungen werden, den an ihnen angerichteten Schaden qua Steuern, Krankenkassen-Prämien und Produkt-Verteuerungen auch noch zu finanzieren und dass weiterer **volkswirtschaftlicher Schaden und faktische Verweigerung adäquater Hilfe durch die Pflege der Krankheiten statt der Gesundheit angerichtet wird**, möge abschliessend noch kurz am erwähnten Beispiel „Melatonin" exemplifiziert werden:

Denn das in den USA und mittlerweile auch in anderen Ländern frei erhältliche hormonelle Nahrungsergänzungsmittel ist nicht bloss – wie allgemein angenommen und kolportiert – ein sanftes Schlafmittel, welches bei Interkontinentalflügen die Auswirkungen des Jetlag mildern und älteren Leuten als Einschlafhilfe dienen soll. Vielmehr **handelt es sich um ein potentes Ausgleichshormon, welches den Organismus in die richtige Balance bringt.** Da die Zirbeldrüse bei fortschreitendem Alter immer weniger Melatonin produziert, beginnt diese körpereigene Balance-Funktion ab Alter 40 nachzulassen. Nachdem verschiedene experimentelle Studien wie auch empirische Erhebungen nachgewiesen haben, dass auch supplementiertes (d.h. von aussen zugeführtes) Melatonin vom Körper nahezu gleich gut aufgenommen wird wie das in der Zirbeldrüse gebildete, erweist sich eine Zufuhr von Melatonin-Präparaten ab einem gewissen Alter als sinnvoll.

Musterbeispiel einer kontraproduktiv handelnden Gesundheitsbürokratie: der Fall Melatonin

Dies umso mehr, als Melatonin im menschlichen Körper nach dem heutigen Wissensstand nicht weniger als fünf Hauptaufgaben und -effekte entfaltet. Diese sind zum Teil noch wenig erforscht, doch besteht Grund zur Annahme, dass sie nicht nur in ihren jeweiligen Einzelwirkungen, sondern vor allem auch in ihrem Zusammenspiel und in ihrer Vernetzung absolut lebenswichtige Aufgaben erfüllen. **Im Einzelnen handelt es sich bei diesen Wirkungsbereichen um die Steuerung der Alterprozesse, die Steuerung von Schlaf und Regeneration, die Ausbalancierung und Reorganisation des hormonellen Systems, die Prävention von Krankheiten sowie die Förderung von Potenz und Libido.** Von diesen Funktionen seien hier bloss jene der Steuerung der Altersprotzesse hervorgehoben, die durch die aufsehenerregenden Experimente des amerikanischen Hormonforschers Dr. William Regelson dokumentiert werden. Diese Steuerung fusst auf drei verschiedenen Wirkungsansätzen – nämlich:

Die **allgemeine Regeneration der Zellen und Organe.** Sie bewirkt, dass sich diese erholen und stärken können. Dadurch bleiben sie lange gesund und widerstandsfähig, was sich in der Summe der Effekte lebensverlängernd auswirkt. Ein anderer essentieller Wirkungsansatz ist **die Erneuerung des Gewebes durch Zellteilung.** Diese kann nur in einer bestimmten Schlafphase eingeleitet werden. Bei gestörtem Schlaf und schlechter Schlafqualität findet diese Teilung nicht oder nicht im erforderlichen Umfang und im richtigen Rhythmus statt. Dadurch reduzieren sich die Lebenserwartungen der betroffenen Organe und – wenn diese lebenswichtige Funktionen erfüllen – des ganzen Organismus`.

Wie rasch Gewebe und Organe altern, hängt aber in wesentlichem Masse auch von der hormonellen Steuerung ab. **Melatonin hat als dritten lebenswichtigen Wirkungsansatz die Eigenschaft, das Zusammenspiel der Hormone zu optimieren und Ungleichgewichte im Hormonhaushalt auszugleichen.** Generell gilt: Je harmonischer die einzelnen Funktionen ablaufen, desto weniger kommt es zu Überbeanspruchungen, die das System schädigen können. Dabei verhält es sich ähnlich wie beim Automotor: Je ausgeglichener der Wagen gefahren wird, desto höher ist dessen Lebenserwartung.

Es versteht sich wohl von selbst, dass die umsichtige Applikation von Melatonin-Präparaten unter solchen Aspekten nicht nur einen eminent gesundheitlichen, sondern auch einen volkswirtschaftlich positiven Beitrag zu leisten vermag. **Umso unverzeihlicher ist es denn auch, wenn ein Nahrungsergänzungsmittel dieses Wirkungsspektrums und dieses Nutzens in den Klauen einer realitätsfernen und rechthaberischen Gesundheitsadministration hängen bleibt.** Eines beamteten Apparats, dessen wenig hilfreiche, tendenziell kontraproduktive Philosophie im Bereich der Nahrungsergänzungsmittel wir hier anhand einiger realer Beispiele darzustellen versuchten.

Nicht Gegenstand dieser Kritik bildet jedoch die Tätigkeit der Registrierungsbehörden im Bereich der Medikamente, wenngleich es auch hier einiges zu korrigieren und auf die Höhe der Zeit zu heben gälte: Mit Neben- und Wechselwirkungen behaftete Pharmaka bedürfen zwingend einer übergeordneten Kontrolle, da es hier um den Schutz der Patienten geht in Bereichen, die sie selbst nicht oder nur beschränkt beurteilen können.

Freigabe der Nahrungsergänzungsmittel als Gebot der Zeit

Ganz anders jedoch bei Nahrungsergänzungsmitteln, die bei vorschriftsgemässem Gebrauch vollumfänglich oder weitestgehend frei sind von unerwünschten Nebenwirkungen. Diese gehören in die Kompetenz der Patienten und Konsumenten, verbunden mit einer freien Information über deren Wirkung und Gebrauch. Umso wichtiger erscheint es deshalb, dass auch Europa dem Vorbild der amerikanischen FDA folgt und die Nahrungsergänzungsmittel wie auch gewisse Phytopräparate, die mit keinerlei substanziellen Nebenwirkungen behaftet sind, von der Registrierungspflicht entbindet. Und zugleich müsste auch das faktische Verbot von Wirkungsnachweisen und –aussagen fallen gelassen werden. **Das mit dieser Freigabe verbundene Restrisiko dürfte in jedem Falle weitaus geringer ausfallen als der Schaden, der mit der heute vorherrschenden akribischen Kontrollmentalität und ihrer Lawine von Kosten und Folgekosten zulasten der Konsumenten angerichtet wird.** Dies umso mehr, als die Nahrungsergänzungsmittel ja mit weniger Ausnahmen nicht kassenpflichtig sind, sondern ihr Erwerb und ihr Verzehr nach wie vor dem Ermessen der Konsumenten untersteht.

Die komplementäre Krankenkasse (KKK)

Neu: Eine Kasse zur Förderung und Belebung der Eigenverantwortung im Gesundheitswesen

Unter dem Druck neuer politischer Akzentsetzungen haben die konventionellen Krankenkassen ihre früheren Bemühungen für die Förderung der Gesundheit ihrer Klientel aufgegeben. Ebenso läuft der aktuelle gesundheitspolitische Trend der Forderung der Eigenverantwortung und des umsichtigen Verhaltens auf Seiten der Versicherten entgegen – obwohl gerade da ein grosses Potenzial zur Reduktion der ins Uferlose steigenden Gesundheitskosten läge. Diesem Ziel dient das hier skizzierte Modell einer komplementären Krankenkasse (KKK), mir der sich Versicherte ein persönliches Gesundheitskapital schaffen können, welches für präventive Zwecke eingesetzt werden kann. Und das sich in einem zweiten Schritt zu einem zukunftssicheren Vorsorge-Vehikel ausbauen lässt, welches sich aus den durch die Reform des Gesundheitswesens erzielbaren Kostenreduktionen alimentiert und damit eine Art „Gesundheits-Dividende" bildet.

Zur gezielten Förderung der Prävention, der gesundheitlichen Eigenverantwortung wie auch der Honorierung gesundheitlich verantwortungsvollen Handelns und Verhaltens sind die bestehenden Krankenkassen nicht geeignet. **Deren Aufgabe besteht bekanntlich da-**

rin, auf finanzieller Basis einen solidarischen Ausgleich zwischen Gesunden und Kranken zu schaffen. Diese Funktion sollte so beibehalten werden und macht in jeder Beziehung Sinn. Allerdings macht es vorderhand noch einen Unterschied, ob diese Aufgabe von einer staatlichen Kasse wahrgenommen wird oder von Entitäten, die untereinander in Konkurrenz stehen.

Die komplementäre Krankenkasse (KKK) in der Theorie...

Letzteres ist nur dann sinnvoll, wenn diesen Kassen die Möglichkeit eingeräumt wird, sich durch unterschiedliche Leistungen zur Förderung der Gesundheit ihrer Klienten voneinander zu unterscheiden. Genau diese Unterschiede wurden in der Schweiz jedoch vor wenigen Jahren wegadministriert: Heute ist jede Kasse zur Leistung eines Risikoausgleichs an weniger erfolgreich arbeitende Konkurrenten verpflichtet. Ebenso wurde der Präventionsgedanke als Teil der ordentlichen Versicherungsleistung aufgegeben und in neue Spezialversicherungs-Angebote umgelagert. **Der Vorteil von privaten, nach dem Wettbewerbsprinzip arbeitenden Krankenkassen wurde damit praktisch aufgegeben.** Geblieben ist jedoch das Grundbedürfnis, sich im Rahmen einer Solidargemeinschaft gegen gesundheitliche Risiken absichern zu können.

Dagegen bedarf es zur Förderung gesundheitlich adäquaten Verhaltens durch spezifische Anreize einer speziellen, komplementären Krankenkassen-Organisation, die in getrennten Leistungsbildern sowohl Risiko-Ausgleich wie auch verhaltensbezogene Benefits bietet. Dieses Vorhaben lässt sich dadurch realisieren, dass **die**

„Austastlücke" zwischen den unterschiedlichen Franchisestufen dafür genutzt wird, dass sich die einzelnen Teilnehmer in dieser „Franchiselücke" ein eigenes Vorsorgekapital aufbauen können, welches auch für präventive Leistungen eingesetzt werden kann. Diese Versicherungsform ist allerdings Personen vorbehalten, die sich in periodischen Abständen einer Gesamtdiagnose unterziehen, wie sie in den Regenerationscenters durchgeführt werden können. Und sie bleibt – zumindest in der Anfangsphase – auf Personen beschränkt, deren Gesamtdiagnose keine schwere Krankheit mit hohem Behandlungsbedarf anzeigt.

Die Versicherung wird dabei faktisch geteilt – in eine **Risiko-Grundversicherung, die erst ab Erreichen der höchsten Franchisestufe leistungspflichtig wird** und damit praktisch die Funktion einer Rückversicherung erfüllt, sowie in eine **Zusatzversicherung, die die Leistungen zwischen der niedrigsten und der höchsten Franchisestufe übernimmt.** In der Schweiz beträgt die Differenz zwischen der niedrigsten Franchisestufe von 300 CHF p.a. und der höchsten von 2´500 CHF p.a. 2´200 CHF oder rund 180 CHF pro Monat. Dagegen liegt die Differenzprämie – d.h. der Betrag, um den sich die Versicherungsprämie bei der Wahl der höchsten Franchise vergünstigt – bei den meisten Versicherungen bei 120 CHF pro Monat bzw. 1´440 CHF pro Jahr. Rechnet man noch den üblichen Selbstbehalt von 10 % hinzu, so geht die komplementäre Kasse im ersten Jahr mit einem Nettobetrag von 540 CHF ins Risiko.

… und in der Praxis

Dazu ein Beispiel: Die 35-jährige Anna M. schliesst mit ihrer angestammten Krankenkasse und der komplementären Krankenkasse (KKK) einen Versicherungsvertrag mit einer Franchise von 300 CHF ab mit dem Zugeständnis, dass die allfälligen Leistungen bis zu einer Franchisegrenze von 2`200 CHF von der KKK übernommen werden und dass letztere für nicht beanspruchte Leistungen einen Differenzbetrag von bis zu 1´220 CHF (= 1`440 abzüglich eines Risikozuschlags von 15%) pro Jahr auf ihr persönliches Gesundheitsguthaben überweist. **Nimmt sie also im ersten Jahr die Versicherung nicht in Anspruch, beträgt ihr Guthaben Ende Jahr 1`220 CHF. Nimmt Anna M. im folgenden Jahr 400 CHF für die Begleichung von Arztrechnungen in Anspruch, so werden die verbleibenden 820 CHF ebenfalls auf ihr Konto übertragen und 720 CHF im Folgejahr, wenn sie dann Leistungen von 500 CHF in Anspruch nimmt.** Somit erreicht ihr persönliches Gesundheitsguthaben per Ende des 3. Jahres 2´760 CHF.

Sobald das Guthaben einen Stand von 3´000 CHF erreicht, kann es auch für andere gesundheitsbezogene Leistungen in Anspruch genommen werden, die in einem Katalog definiert werden. Darunter befinden sich sämtliche öffentlich gelisteten Angebote der Regenerationscenter sowie eine Reihe von evaluierten Nahrungsergänzungsmitteln und präventivmedizinischen Geräten aus vertraglich gebundenen Shops, auf die sie als Genossenschafterin ausserdem einen Rabatt erhält. Erreicht das persönliche Gesundheitsguthaben 5`000 CHF, so wird sie von weiteren Sekundärzahlungen freigestellt, d.h. sie bezahlt nur noch die reduzierte Versicherungsprämie für 2`500 CHF Franchise, bis das Guthaben sich durch die Inanspruchnahme von Leistungen wieder auf 3´000 CHF reduziert hat.

Wie sich die KKK refinanziert und ihre Solidarität definiert

Selbstverständlich reicht ein Risikozuschlag von 15 % nicht aus, um sämtliche Kosten eines solchen Angebots zu decken. Von den Versicherungspartnern wird deshalb ein Prämienrabatt in analoger Höhe eingefordert. Das wären im Falle von Anna M. ca. 400 CHF pro Jahr, wenn keine Vergütungen geleistet werden müssen. Ungeachtet dessen **dürfte das Kooperationsangebot für die konventionellen Kassen ausgesprochen attraktiv sein, zumal ihnen keine Werbekosten erwachsen und von einer Klientel ausgegangen werden kann, die in überdurchschnittlicher Weise auf die Erhaltung ihrer Gesundheit bedacht ist** und deshalb die Versicherungsleistungen nur marginal in Anspruch nehmen dürfte.

Grossmehrheitlich dürften diese Versicherten ihren Primärkassen somit bares Geld in die Kasse spülen. **Falls jedoch die Leistungen dennoch eingefordert werden sollten, so sind die betroffenen Versicherungen von den Prämienrabatten befreit.** Und falls die Leistungen die Höhe der bis dahin geleisteten Prämien übersteigen sollten, so können die entsprechenden Beträge auf jeweils neue Rechnung vorgetragen werden und bleiben dort stehen, bis sie abgetragen werden können.

Nun ist allerdings davon auszugehen, dass einem derartigen Vorschlag einige Opposition erwachsen wird mit dem Argument, dass damit der Solidaritätsgedanke ausgehöhlt werde. Was insofern zu kurz greift, als ja der Gesetzgeber mit der Franchise ausdrücklich umsichtiges Handeln fördern will und als ja ein verbreitetes gesundheitsbeflissenes Handeln letztlich die Gesamtkosten senkt und damit allen Versicherten zugutekommt. Ausserdem würde Solidarität auf die oben genannte Weise falsch interpretiert, **verhalten sich doch gerade jene solidarisch, die die Versicherungsleistungen möglichst wenig beanspruchen** – jedenfalls solidarischer als jene, die ihrer Gesundheit wenig Aufmerksamkeit schenken und bei gesundheitlichen Problemen, die auf dieses Verhalten zurückzuführen sind, Solidarität von allen anderen einfordern. Oder anders ausgedrückt: Solidarität beweisen jene, die das System pflegen und nicht jene, die es tendenziell übernutzen.

Organisationsform und Umsetzung

Was die Rechtsform einer solch komplementären Krankenkasse betrifft, so wäre eine Genossenschaft wohl die angemessenste. Nicht nur, weil sich Genossenschaften in den vergangenen Jahrzehnten für Unternehmungen mit sozialer Komponente als Erfolgsmodelle erwiesen haben, sondern auch, weil im Rahmen dieser Organisationsform die Erfolge und Erträge jenen zugutekommen, die ihnen als Trägerschaft dienen. Und noch ein anderer Aspekt ist entscheidend, wenn Versicherungsteilnehmer mit einem Anteilschein von beispielsweise 500 CHF Eigentümer ihrer Genossenschaft sind: **Mit dem Genossenschaftskapital kann das Vorhaben ohne Investoren und Sponsoren gestartet werden.** Eines Sponsorings oder einer Gönnerschaft von aussen bedarf es dabei lediglich noch zur Deckung der administrativen Kosten.

Anstelle des hier skizzierten Modells mit freier Inanspruchnahme weiterer präventiver und komplementärmedizinischer Angebote und ihrer Freistellung von weiteren Einzahlungen in den „überobligatorischen" Teil ab 5000 CHF Gesundheitsguthaben könnten die entsprechenden Quoten auf 2000 und 4000 CHF gesenkt und die Zahlungen weitergeführt werden. **Das Gesundheitsguthaben würde sich in der Folge weiter vergrössern.** Da könnte nun eine zweite Idee greifen, deren Hintergrund hier nicht weiter erläutert werden soll, die aber einen faszinierenden Ausblick in eine neue Art der Existenzsicherung im Alter eröffnen könnte.

Bekanntlich besteht seit langem ein Dilemma, wie diese Existenzsicherung in Anbetracht der sich kontinuierlich gegen oben hin verbreiternden Alterspyramide und der sich laufend ändernden wirtschaftlichen Rahmenbedingungen wie auch der von den Finanzmärkten ausgehenden multiplen Unsicherheiten gestaltet werden soll. **Konkret geht es um die Frage, woher die Mittel zur Sicherstellung der Lebenshaltung in der letzten Lebensjahren kommen sollen und wie diese thesaurierten Mittel vor Inflation und anderen Formen der Auszehrung geschützt werden können.**

Aus den materiellen Zielsetzungen der hier skizzierten Reform des Gesundheitswesens lässt sich der Gedanke ableiten, dass zumindest ein Teil der zu erwartenden Einsparungen von 30 % oder mehr als **eine Art „Ge-**

sundheitsreform-Dividende" zu betrachten sei und für die Finanzierung eines Teils dieses Zukunftskapitals herbeigezogen werden können. Dies kann im Rahmen der komplementären Krankenkasse als faktischer Initiantin und Trägerschaft der Reform geschehen, wobei das Vorhaben durch die Neuentwicklung der Blockchain-gesicherten Krypto-Währungen eine neue und faszinierende Perspektive erhält.

Eine Krypto-Währung für Gesundheit und Vorsorge

Dies in dem Sinne, dass die nicht für administrative Zwecke gebrauchten Provisionen – das kann sich bei einer umsichtigen Ausschöpfung der Digitalisierungs-Optionen zu einer ansehnlichen Summe kumulieren – zur Konstituierung und Alimentierung einer gesundheits- und vorsorgeorientierten Krypto-Währung bzw. einem „Gesundheits-Coin" genutzt werden. **Allerdings würde diese Währung im Unterschied zum allseits bekannten „Bitcoin" und zu den meisten Nachahmer-Produkten nicht aus heisser Luft bestehen, sondern sich werthaltig – werthaltiger als der Euro nota bene – darstellen.** Dies namentlich dadurch, dass die Mittel laufend und zukunftsgerichtet investiert werden, und zwar vor allem in Objekten und Entitäten jener Branche, die schon seit langer Zeit als die zukunftsträchtigste betrachtet wird: das Gesundheitswesen, dessen Zukunftssicherheit sich schon allein aufgrund des demographischen Wandels ergibt.

Bei diesem Modell werden die Genossenschafter zunächst entscheiden können, ob die weiteren thesau-

rierten Mittel ganz oder teilweise in Gesundheits-Coins zu konvertieren seien. Daraus ergibt sich ein weiteres Potenzial zu investierender Mittel. Darüber hinaus wird den Genossenschaftern die Möglichkeit geboten, auch angesparte Mittel in die neue Krypto-Währung zu investieren – woraus sich eine zusätzliche Motivation bilden kann, Genossenschafter oder Genossenschafterin zu werden. Eine weitere Möglichkeit des Mittelzuflusses, die ebenfalls im Fokus der Vorsorgemittelbildung steht, kann über den sogenannten „Verzehr der bestehenden Liegenschaft" durch Hauseigentümer im Senioren-Status geschaffen werden.

Hintergrund dieser Idee: Als Folge der Tragbarkeits-Kriterien, welche die Banken bei der Finanzierung von Wohneigentum zur Anwendung bringen, wie auch bedingt durch die Amortisationsauflagen **besteht für Wohnungseigentümer oberhalb einer gewissen Altersstufe keine Aussicht mehr, die Fremdkapitalquote ihrer Liegenschaften aufzustocken, um sich so zusätzliche Mittel für verschiedene Lebensbedürfnisse und Investitionswünsche zu verschaffen.** Aufgrund dieser Sachlage kann es für Senioren eine attraktive Option darstellen, freie Schuldbriefe unterhalb von zwei Dritteln eines realen Liegenschaftswerts in Gesundheits-Coins zu konvertieren. Die entsprechenden Grundpfandbriefe bilden in der Folge Teil des Sicherungs-Portfolios der Gesundheits-Kryptowährung.

Eine solide, zukunfts- und krisensichere Währung

Die Gesundheits-Coins werden – wie alle als Zahlungsmittel konzipierten Krypto-Währungen – nicht verzinst. Ihr Wert wird monatlich oder quartalsweise aufgrund des Substanzwerts der Anlagen, die jeweils 80 % Deckung bieten sollen, ermittelt. Danach wird ein offizieller Kurs gestellt. **Im Gegensatz zu den anderen Kryptowährungen, bei welchen Spekulation ausgesprochen erwünscht ist, findet jedoch hier zur Verhinderung von grossen Spekulationsbewegungen nur ein eingeschränkter Handel statt**, d.h. Konversionen von Coins zu CHF bedürfen einer Vorlaufzeit von 60 Tagen und werden mit einer Konversionsgebühr von 5 % belastet.

Umgekehrt können **Gesundheitscoins in grossen Mengen nur dann gekauft werden, wenn ihre Reinvestition gesichert ist**. Die Genossenschaft gibt dazu in periodischen Abständen Bezugsrechte heraus, welche vorbörslich gehandelt werden können. Dadurch verschafft sich die Genossenschaft eine zusätzliche Ertragsquelle. Umgekehrt **wird den Eigentümern von Coins die Möglichkeit zur Konvertierung geboten, mit der sie sich im Bedarfsfall jederzeit Liquidität beschaffen können.** Die fehlende Zinsoption wiederum wird durch den Wertzuwachs der Investments zugunsten der Absicherung der Kryptowährung kompensiert. Hier winkt dank der Ausgabe neuer Coins zum jeweils aktuellen Substanz- bzw. Kurswert eine zwar moderate, aber auf Dauer dennoch recht interessante Hebelwirkung, mit der sich zumindest die Inflation ausgleichen liesse.

Das System dürfte – sofern es in dieser Form initialisiert werden kann – den Aufbau eines Vorsorgekapitals in gesicherten Coins ermöglichen, welches nicht nur eine jeder anderen Währung überlegene Werthaltigkeit aufweist, sondern auch einen hohen Inflationsschutz und allenfalls auch eine gewisse Rendite bietet und somit eine effektive Existenzsicherung für die zur Partizipation berechtigten Genossenschafter darstellt.

Versuch eines Auswegs aus der Pflege-Kostenfalle

Ein Health Maintenance Center für Senioren im Süden Europas

In manchen Teilen Europas im Allgemeinen und in der Schweiz im Besonderen sieht sich das Gesundheitswesen mit fünf Problemfeldern konfrontiert, die heute trotz intensiver politischer und medialer Thematisierung von einer Lösung weiter entfernt zu sein scheinen denn je: Der Kapazitäts- und Personalengpass im Pflegebereich, die disproportional zur den Konsumentenpreisindices steigenden Kosten, die Über-Administrierung nahezu sämtlicher Gesundheitsbereiche, ein überdimensioniertes Spitalwesen und schliesslich die entgegengesetzten Interessen der Marktteilnehmer wie auch der politischen Gruppierungen. Daraus ist ein quasi-letaler Mix entstanden, der echte Reformen und echte Sparmassnahmen verhindert.

Leidtragende sind jene Bevölkerungskreise, die als potentielle und effektive Patienten, als Krankenkassen-Zwangsversicherte und als Steuerzahler für die hohen Kosten des unlösbaren Problemknäuels aufkommen müssen. Und unnötig zu betonen, dass in diesem Grabenkrieg auch alle Reformansätze und Innovationen zugunsten höherer Effizienz und Erfolgsquoten auf der einen Seite und niedriger Kosten und Kassenprämien auf der anderen stecken bleiben und sowohl gesundheitsbeflissene Gesunde wie auch Hilfe suchende Kranke in die Röhre gucken. Wer umgekehrt den Ehrgeiz aufbringt, daran etwas ändern zu wollen, benötigt gute Nerven und einen extrem langen Schnauf.

Aus dieser Gemengenlage heraus sind Idee und Konzept einer ausgelagerten „Gesundheits-Exklave" entstanden, die der Blockade durch Behörden, Politik und Pressure Groups entzogen ist und so ihre Ideen, Konzepte und Thesen austesten und die entsprechenden Proofs erbringen kann. Dieses Konzept wird hier erstmals in nuce vorgestellt – in Verbindung mit einem Cluster von Seniorenresidenzen, die Senioren aus mittleren bis niedrigeren Einkommensklassen einen geruhsamen Lebensabend zu erschwinglichen Konditionen bieten sollen. Auch dabei handelt es sich um einen Primeur, denn eine Senioren-Residenz mit einem nach modernsten Erkenntnissen aufgebauten und auf Belange des Anti-Agings fokussierten Health Maintenance Center wurde bislang in dieser Form und Konsequenz in Europa noch nirgendwo verwirklicht.

Seit einiger Zeit steht die Gesundheitspolitik in Mitteleuropa einem Problem gegenüber, welches stets wieder verdrängt wird, obwohl sich dessen Virulenz und Brisanz bislang in keiner Weise vermindert haben. **Die Rede ist vom Pflegenotstand, der sich mit dem Eintritt der geburtenstarken Jahrgänge ins Rentenalter abzuzeichnen begann.** Die Entwicklung wurde etwas abgemildert dadurch, dass die Senioren etwas beweglicher geworden sind, neue Medikationen und Hilfsmittel einen höheren Grad an Autonomie ermöglichen und bis vor kurzem genügend Pflegepersonal im Ausland rekrutiert werden konnte. Inzwischen dürften die Zusatzkapazitäten aus den ersten beiden Kategorien erschöpft sein, und auch die Rekrutierungsmöglichkeiten im Ausland haben sich deutlich verschlechtert, nachdem auch in anderen Ländern die Zahl pflegebedürftiger Personen gestiegen ist und sich die Gehälter des Pflegepersonals regional zu nivellieren beginnen.

Die Idee eines Outlet-Centers für Senioren

Zwar ist damit zu rechnen, dass sich durch die in der vorliegenden Buchpublikation skizzierte Gesundheitsreform die Aussichten älterer Patienten auf ein höheres Mass an Autonomie weiter verbessern dürften und zugleich damit zu rechnen ist, dass sich die Zahl chronisch kranker pflegebedürftiger Personen zurückbildet. Dennoch wird diese **Korrektur in keiner Weise ausreichen, den Pflegenotstand in Mitteleuropa im Allgemeinen und in der Schweiz im Besonderen zu beseitigen.**

Es wird demzufolge zeitnah nach praktikablen Lösungsmöglichkeiten für den Pflegebereich gesucht werden müssen. Diese Suche geht vor allem in zwei verschiedene Richtungen. Die eine ist die **weitere Stärkung der Patienten-Autonomie** durch bauliche und technische Hilfsmittel aller Art bei gleichzeitiger Verbesserung der sozialen Anbindung an ihr Umfeld. Die zweite ist die **Schaffung von Senioren-Wohnsiedlungen im Ausland**, die zugleich eine optimale präventiv- und komplementärmedizinische Versorgung ihrer Bewohner gewährleisten sollen – Leistun-

gen, die mit den Budgets von Senioren aus Normalver-
dienerkreisen schlicht nicht mehr kompatibel sind.

Konkret bedeutet dies, dass anstelle einer Rekrutierung
von Pflegepersonal im Ausland einem Teil der Senioren
Gelegenheit geboten werden soll, an Orten mit ange-
nehmem Klima und guter Versorgungslage im Ausland
erschwingliche Zweitwohnungen zu frequentieren und
sich dort regenerieren zu können. Es würde sich dabei
gewissermassen um eine Art schweizerisches bzw.
zentraleuropäisches Outlet-Center für Regeneration
und Pflege handeln. **Das Ziel: Bestmögliche gesundheitliche Leistungen und optimale Vitalsituation bei
erschwinglichen Kosten.** Damit würde gleich ein weiteres, nicht minder bedeutsames Ziel verfolgt – nämlich
die Nutzung des „exterritorialen" Standorts mit dem
Ziel der Umsetzung medizinischer und pflegerischer Innovationen im Dienste der angestrebten Reform des
Gesundheitswesens.

Dies im Bewusstsein, dass – zumindest in einer Probe-
und Initialisierungsphase – nicht darum herumzukom-
men sein wird, sich die entsprechenden **Freiräume zu
schaffen in einem Staat, der seinen Bürgern qua Gesundheitsbehörden und Staatsanwaltschaft vor-
schreibt, was sie zur Erhaltung ihrer Gesundheit tun
dürfen und was sie zu unterlassen haben.** Und in einem Staat, in welchem selbst nebenwirkungsarme Innovationen einem Registrierungserfordernis unterworfen werden durch Beamte, deren vorwiegendes Interesse darin besteht, Haare in der Suppe zu finden. In
der Gesamtstrategie zur optimierenden Reform des
Gesundheitswesens dürfte ein derartiges Exerzierfeld

einen unverzichtbaren Part zur Erfüllung des Auftrags darstellen.

Zugleich wird in einem derartigen Unterfangen eine andere Komponente zum Tragen kommen: Die aus der komplementären Krankenkasse hervorgehende Genossenschaft wird hier Gelegenheit erhalten, die ihr zufliessenden Mittel in ein Projekt zu investieren, welches sich einerseits als ausgesprochen nachhaltig erweisen dürfte und anderseits als Kern- und Vorzeigeobjekt sowie als Test- und Ausbildungsstätte für weitere Unternehmungen der gleichen Art dienen kann. **Damit kann zugleich eine zukunftssichere Anlagemöglichkeit für die Komplementäre Krankenkasse wie auch für weitere Vorsorgemittel geschaffen werden.** Hier eine Projektskizze für ein solches Projekt, dem wir den Arbeitstitel „Elderado" verliehen haben:

Das ELDERADO-Modell

Das nachstehend skizzierte Modell eines Outlet-Centers für Senioren im Süden Europas ist als Pilot- und Versuchsprojekt mit verschiedenen Angebotsformen und Nutzungsmöglichkeiten angelegt, geht es doch zunächst einmal darum, **Innovationen im Bereich der medizinischen und komplementärmedizinischen Versorgung zu testen und zu dokumentieren** und zugleich die Nachfrage nach Senioren-Beherbergungsvarianten mit und ohne Service auszuloten. Dies erfordert eine hohe Flexibilität in der Angebots-Gestaltung, aber auch in Bezug auf Infrastruktur, räumliche Disponibilität und Logistik. Im Endausbau soll eine Seniorensiedlung mit

„Angewöhnungs-Fazilitäten" für Leute ab 50 entstehen, die – stets unter dem Aspekt der Erschwinglichkeit – ein arrondiertes Angebot bzw. ein Optimum an gesundheitsspezifischen Leistungen für die genannte Zielgruppe bietet.

Dies setzt eine umsichtige Etappierung voraus – verbunden mit einem Investment-Plan, der nach einer kurzen Anlaufzeit von 3 bis 5 Jahren selbsttragend sein soll. **Die Finanzierung soll über den Verkauf von Wohneigentum, über die Komplementäre Krankenkasse und über das Institut der „Gesundheits-Coins" bestritten werden.** Das Elderado-Modell versteht sich im weiteren als „lernende Organisation", lassen sich doch aus dem Pilotprojekt verschiedenste Erkenntnisse ziehen, die für eine spätere Skalierung sehr wertvoll sein können.

Eine vielversprechende Perspektive eröffnet im Weiteren das Angebot in den Bereichen Medizin und Pflege. Dies durch den Parallel-Ausbau eines breiten medizinischen Angebots im Bereich der Prävention und Regeneration wie auch mit Schwerpunkten im Bereich der Komplementärmedizin, wo sich **in den letzten Jahren ein bedeutendes Angebot an naturnahen Innovationen etabliert hat, welches in seiner Gesamtheit und Vernetzung ein Optimum an gesundheitlicher Versorgung bietet.** Auch dabei handelt es sich um ein Vorhaben mit Pioniercharakter: Es gibt bislang europaweit keine Senioren-Residenz mit einem analogen Angebot im Bereich der Gesundheitsversorgung.

Die Option Montenegro

Der an der Adria zwischen Kroatien und Albanien gelegene Kleinstaat Montenegro (13'800 Quadratkilometer, 640'000 Einwohner) bietet **als Fortsetzung der Dalmatinischen Küste in Richtung Süden einen attraktiven Landschafts- und Siedlungsstreifen mit Meeranstoss**. Im Landesinnern bietet Montenegro eine noch weitgehend unberührte Gebirgslandschaft mit kristallklaren Flüssen und Seen und dem tiefsten Canyon Europas. Ungeachtet seiner Kleinheit verfügt das Land über zwei Flughäfen und eine eigene Fluggesellschaft mit verschiedenen europäischen Direktverbindungen. Von der serbischen Hauptstadt Belgrad aus führt eine Bahnverbindung über den montenegrinischen Hauptort Podgorica (200'000 Einwohner) zur Hafenstadt Bar, von wo aus verschiedene Fährverbindungen nach Italien (u.a. zum nächst gelegenen Brindisi) bestehen.

Aufgrund seiner landschaftlichen, klimatischen und verkehrstechnischen Vorzüge kommt die Region für ein entsprechendes Vorhaben durchaus in Frage. So hat eine Evaluation verschiedener Standorte denn auch gezeigt, dass der Adria-Raum für das Vorhaben die besten Voraussetzungen bietet. Im Weiteren sprechen klimatische und landschaftliche Vorteile in Verbindung mit dem Preisgefälle gegenüber Mitteleuropa primär für einen Standort an der Dalmatinischen Küste und hier hat sich der Vielvölkerstaat Montenegro als besonders geeignet erwiesen. **Zugleich haben erste Abklärungen vor Ort, gezeigt, dass sich ein entsprechendes Projekt durchaus realisieren lässt.** Die konkreten Angaben in den folgenden Abschnitten gehen denn auch von einem Standort Montenegro aus.

Zwei sich ergänzende Basis-Angebote

Das Modell Elderado fusst einerseits auf der Idee, im kostengünstigen Ausland und dort zugleich in einer Region mit hoher Vitalqualität eine Wohnsiedlung für ältere Personen zu errichten, die vor allem die folgenden Nutzungsvarianten bietet:

- Option der Teil-Nutzung: Längere Aufenthalte in einer alternativen Kultur-, Landschafts- und Klimazone.

- Ferien- und Schnupperferien-Nutzung für ältere Personen, die dort ihren Urlaub verbringen und zugleich testen wollen, ob Standort und Angebot für die partielle oder dauerhafte Nutzung als Alterssitz in Frage kommen.

- Kurz-Aufenthalte für den Besuch von Bekannten und Verwandten, die vorübergehend oder dauerhaft in der Siedlung logieren.

- Temporär genutzter Zweit-Wohnsitz für Senioren, die ihren Hauptwohnsitz in Mitteleuropa behalten wollen.

- Dauer-Aufenthalt im Sinne einer Nutzung als Wohndomizil für den Lebensabend.

Anderseits umfasst das Modell ein Gesundheits-Center gemäss dem im Kapitel „Das Regenerationszentrum…" skizzierten Grundmodell mit persönlicher Betreuung durch Gesundheitscoaches. In Erweiterung des präsen tierten Konzepts werden dieser Entität jedoch ein Notfalldienst sowie zwei weitere Leistungserbringer angegliedert, die besonders gut mit dem genius loci harmonieren, nämlich:

- Eine Station für Stressprävention, Stressabbau und Stress-Management mit einem zentralen Intensivkurs-Angebot zur Thematik von jeweils einer Woche. Die Teilnehmer werden dabei in Hotels vor Ort untergebracht.

- Einer Station für Anti-Aging mit verschiedenen Behandlungs-Angeboten und einem Seminar, in welchem die Gäste lernen, wie sie ihre Altersuhr verlangsamen und die Lebensqualität im Alter verbessern können. Auch diese Gäste werden in umliegenden Hotels untergebracht.

Mit diesen beiden Angeboten **kann das Elderado-Projekt zugleich initialisiert werden, zumal die Stress-Thematik auch bei den standardisierten Regenerations-Centers im Vordergrund steht** und alle Leistungs-Komponenten des auf Stress und dessen Management fokussierten Angebots kurzfristig zur Verfügung stehen. Zugleich würden sich die beiden Leistungsbereiche ideal ergänzen, zumal Stressprävention und Stressabbau auch im Bereich des Anti-Agings eine bedeutende Rolle spielen. Die Kombination böte zudem ein Alleinstellungsmerkmal, welches in ähnlicher Form in Europa nicht existiert. Denn **Altersstress wird heute noch kaum erkannt, da allgemein angenommen wird, dass mit der Pensionierung eine Zeit der Ruhe und der Beschaulichkeit beginnt**, in welcher der vor allem mit der aktiven Lebensphase assoziierte Stress als Thema gesundheitlicher Beeinträchtigungen praktisch ausgeschlossen werden kann.

Ausbau-Optionen für das Angebot „Altersresidenz"

Aus verschiedenen Gründen siedlungstechnischer, angebotsspezifischer und soziologischer Natur wie auch mit Blick auf die touristischen Optionen **ist für die Komponente „Altersresidenz" eine dezentrale Lösung mit mehreren Siedlungseinheiten vorzuziehen**, die an verschiedenen attraktiven Orten in einem Radius von 30 bis 50 km aufgebaut und eng miteinander vernetzt werden können. Diese Möglichkeit bietet sich an, nachdem Montenegro im nördlich gelegenen Teil seiner Adriaküste mit der einzigartigen Bucht von Kotor und der offenen Küstenregion von Budva eine attraktive landschaftliche Vielfalt auf kleinstem Raum bietet. Ausserdem ist das Gebiet verkehrstechnisch gut erschlossen – unter anderem durch ein gut funktionierendes Taxigewerbe mit kostengünstigem Angebot.

Eine dezentrale Form des Siedlungsaufbaus bietet unter anderem den Vorteil, dass bezüglich Gestaltung und Ausbaustandard eine gewisse Vielfalt geboten werden kann, die die Attraktivität des Gesamtangebots erhöht. Ausserdem können architektonisch wie auch versorgungstechnisch verschiedene Innovationen realisiert und getestet werden – namentlich in den Bereichen Energieversorgung, Raumkühlung wie auch Elektrizitäts- und Wasserversorgung sowie Waste Management. **In diesem Zusammenhang wird unter dem Titel „Das gesunde Haus" ein Konzept verfolgt werden**

können, welches den Bewohnern ein Optimum an Komfort und gesundheitlicher Qualität bieten kann. Besondere Optionen eröffnen sich unter dem Titel „Mediterrane Küche" auch für das kulinarische Angebot, welches nach wie vor einen entscheidenden Faktor für die Qualität eines Beherbergungs-Angebots darstellt.

Optionen für den Ausbau des medizinischen Angebots

Die Initialisierung des medizinischen Angebots erfolgt, wie weiter oben bereits erwähnt, mit zwei arrondierten Angeboten, für die – insbesondere auch unter dem Aspekt eines attraktiven touristischen Angebots – in Mitteleuropa ein guter und noch ausbaufähiger Markt besteht: Strategien zur Bewältigung von pathogenem Stress sowie Anti-Aging-Strategien. Im Detail:

Die Antistress-Woche

Das Angebot richtet sich an Personen, die selbst erhöhten Stressquellen ausgesetzt sind, unter Stress und Stressfolgen zu leiden haben oder die sich später zu Antistress-Coaches ausbilden lassen wollen. Das Thema ist hoch-aktuell, zumal Schätzungen zufolge rund 80 Prozent aller Krankheiten und über 95 % aller chronischen Leiden direkt oder indirekt mit Stress assoziiert sind. **Das macht Stress zum wichtigsten Kostenverursacher im Gesundheitsbereich und zu einem gewaltigen Schadenspotenzial für die Volkswirtschaft.** Nachdem mittlerweile ein ganzes Arsenal innovativer Systeme und Methoden zur effizienten Vermeidung und zum gezielten Abbau von pathogenem Stress zur Verfügung steht und rasch umsetzbar ist, kann hier eine Problemlösung von höchstem Wert und praktischem Nutzen angeboten werden.

Die Anti-Aging-Woche

Hier handelt es sich um ein Angebot an Personen über 50, deren Ziel es ist, bei guter Gesundheit ein hohes Alter zu erreichen. Das Programm deckt sich zum Teil mit jenem der Antistress-Woche (und bietet so interessante Synergien), zählt Stress doch zu den entscheidenden Beeinträchtigungen, die sich den Aussichten auf ein langes Leben in Gesundheit in den Weg stellen – einerseits als Auslöser verschiedenster Krankheiten, andererseits durch ein vorzeitiges Altern als Folge des Ausbleibens regenerativer Prozesse. **Dazu gesellen sich zahlreiche verhaltensspezifische Aspekte in den Bereichen der körperlichen Bewegung, der Ernährung und der Supplementationen zum Ausgleich orthomolekularer Defizite.** Daneben sind Leistungen wie beispielsweise die dorsale Regeneration – d.h. Reponierung von Wirbelsäule und Training der Rückenmuskulatur – und die nachhaltige Stärkung des Knochengerüsts ausgesprochene Anti-Aging-Themen.

Weitere Ausbauschritte

Mit den beiden initialisierenden Angeboten über die Stress- und die Anti-Aging-Thematik kann zugleich eine Art Markttest durchgeführt werden, welcher erste Hinweise zur standort- und themenbezogenen Nachfragedynamik liefert. In der Folge kann ein erstes Regenerationscenter als Entität zur Versorgung der in statu nascendi begriffenen Seniorenresidenzen wie auch einer interessierten lokalen und touristischen Bevölkerung aufgebaut werden. Daraus ergeben sich in der Folge zwei Optionen: Einerseits kann geprüft werden, ob das Modell in der originären oder einer modifizierten Form auch zur Versorgung des medizinisch noch deutlich unterversorgten Landes genutzt werden kann, anderseits können die einzelnen Leistungsträger zu eigenständigen, aber untereinander optimal vernetzten Ambulatorien und Kliniken ausgebaut werden.

Als Beispiel sei hier die Skizze einer mit Systemen und Methoden aus den Bereichen der komplementären, der kybernetischen, der quantenphysikalischen sowie der orthomolekularen, aber auch der klassischen und der Spitzenmedizin in Diagnostik und Therapie arbeitenden onkologischen Klinik vorgestellt, die einen ganzheitlichen Ansatz pflegt:

Skizze einer ganzheitlich ausgerichteten onkologischen Klinik

Die Klinik verfolgt – ausser in akuten Fällen, die ein rasches Eingreifen erfordern – eine in der Eingriffsschwere von unten nach oben verlaufende Strategie, die mit einer ganzheitlichen sanften initialisierenden und danach begleitenden Diagnostik zur Feststellung des immunologischen und energetischen (Rest-)Potentials sowie des orthomolekularen Versorgungsgrads **über eine Reihe minimal invasiver Methoden bis hin zur MRI-Diagnostik, zur Chemotherapie und zur invasiven Chirurgie als ultima ratio verfügt.** Im Einzelnen geht es um die folgenden Leistungen:

- Ganzheitliche Diagnostik, welche Anomalien im Organismus – Zellspannungsabfall, Versorgungsdefizite in den Bereichen Mikronährstoff, Photonen und Sauerstoff, Entzündungen, Stressbelastungen, kanzeröses Gewebe etc. – aufspürt und Support beim Aufbau therapeutischer Strategien leistet.

- Beseitigung exogener Faktoren, die den Organismus einschliesslich dessen Immunsystem schwächen, sowie Ausgleich von Versorgungsdefiziten mit dem Ziel, optimale Bedingungen für die körpereigene Abwehr von Krankheiten einschliesslich Krebs zu schaffen.

- Ausgleich von weiteren belastenden Faktoren, auch solchen verhaltensspezifischer Natur, wie beispielsweise Übersäuerung, Schwermetall-Belastungen etc.

- Gezieltes Infundieren von molekularem Sauerstoff gemäss Prof: Manfred von Ardennes Sauerstoff-Mehrschritt-Therapie zur Förderung der Zell-Apoptose in kanzerösem Gewebe.

- Gezielte Erwärmung von kanzerösen Zellarealen und Metastasen zur Förderung der Apoptose von Krebszellen, die auf erhöhte Temperaturen sensibler reagieren als normale, gesunde Zellen. Dies im Sinn einer Verstärkung der Entzündungs-Effekte, wenn das Immunsystem selbst nicht mehr hinkommt. Diese Erwärmung nach dem Prinzip des „künstlichen Fiebers" kann lokal wie auch für den-

gesamten Organismus angewendet werden.

- Gezielter Einsatz sogenannt „informierter" Photonen zur „Aushungerung" von Krebszellen in Mutterkarzinomen und Metastasen: Die Photonen als essentielle Energielieferanten der Mitochondrien setzen dabei Schwingungsmuster frei, die die Empfänger zu einem für sie letalen Fehlverhalten verleiten.

- Stringentes Monitoring der autotherapeutischen und xenotherapeutischen Prozesse, mit besonderem Augenmerk auf allfällige Neben- oder Wechselwirkungen wie auch auf sich abzeichnende Multimorbiditäten.

- Einsatz von bildgebenden diagnostischen Verfahren zum Lokalisieren von kanzerösem Gewebe und zur Vorbereitung von invasiven chirurgischen oder medikamentösen Interventionen (oder einer Kombination derselben), wenn die vorangegangenen Schritte im Monitoring keinen Erfolg oder aber kontraproduktive Effekte zeigen.

- Klassische Interventionen gegen Krebsgeschwüre durch Exzision und/oder sanfte und lokal beschränkte chemotherapeutische Massnahmen.

Zu vermeiden sind jedoch Eingriffe, die mit starken Gewebsschädigungen und einer Schwächung der Patienten verbunden sind. Sollten sich grössere Eingriffe als unvermeidlich erweisen, so sind die Betroffenen vorgängig gründlich auf den Eingriff vorzubereiten. Zugleich ist mit einer umsichtigen Nachsorge auf eine möglichst rasche und kontinuierliche Rehabilitation zu achten.

Fazit, Wertung und weitere Optionen

Das hier in seinen Grundzügen vorgestellte Modell Elderado bietet einerseits Senioren eine optimale Vitalsituation zu erschwinglichen Kosten für die Verbringung ihres Lebensabends. **Der Schwerpunkt liegt dabei – anders als bei klassischen Senioren-Residenzen – nicht wie üblich bei Service und Pflege, sondern in einem Bündel regenerativer Leistungen, die den Bewohnern ein Höchstmass an Autonomie und Lebensqualität verschaffen sollen.** Zu diesem Zweck werden einige Innovationen aus dem komplementärmedizinischen Bereich zur Anwendung gebracht, die sich gegenseitig ergänzen und in ihrer Gesamtheit einen optimalen Nutzen bringen sollen. Sowohl das Basiskonzept mit den regenerativen Leistungen im Mittelpunkt wie auch der Innovationscharakter eines Grossteils dieser Leistungen verhelfen dem Projekt zu einem attraktiven Alleinstellungsmerkmal.

Ungeachtet dessen ist dieses Konzept jedoch nicht als abschliessend, sondern **als „lernende Organisation" zu betrachten, die nach dem „Kaizen"-Prinzip an einer laufenden Optimierung seiner Leistungen arbeitet** und weitere Innovationen, die auf analoger Linie liegen, zu integrieren sucht. Die Anwendung aller zum Einsatz gelangenden diagnostischen, präventiven und therapeutischen Systeme und Methoden wird laufend protokolliert – einerseits per se und andererseits in korrelierter

Form mit dem Ziel, Wirkungsnachweise sowohl für die Einzelmassnahmen wie auch für das Gesamtsystem erbringen zu können.

Weiter soll dem Elderado-Modell eine Lead-Funktion zufallen. Dies einerseits in der Form einer **Zertifizierungsstelle für neue Systeme und Methoden, die hier zertifiziert werden können, wenn sie einen überzeugenden Wirkungsnachweis zu erbringen vermögen**, und anderseits als eine Art Sparring-Partner für die Kreateure und Hersteller solcher Innovationen. Diese erhalten dadurch Gelegenheit, ihre Ideen und Systeme zu optimieren und zu finassieren. Zugleich werden das Grundmodell der Centers einschliesslich der einzelnen Annexe laufend auf ihre Skalierbarkeit geprüft und für eine Proliferation in andere Regionen vorbereitet. Dazu wird sich Elderado die Kooperation einiger führender Institute und Wissenschaftler sichern, über deren Urteil man sich nicht leichtfertig hinwegsetzen kann.

Schliesslich wird sich Elderado auch als Akademie bzw. Ausbildungsstätte im Bereich der komplementären Medizin, der Prävention und der Basis-Diagnostik sowie der medizinischen Qualitätssicherung zu etablieren suchen. Ohne hier bereits die nächsten potentiellen Schritte vorwegnehmen zu wollen, könnte das Ziel darin bestehen, zur führenden Ausbildungsstätte im gesamten Bereich der Sozial- und Präventivmedizin zu werden; dies einerseits in der Grundausbildung, anderseits im Postgraduate-Bereich und in verschiedenen medizinischen Einzeldisziplinen.

Eine spezielle Herausforderung innerhalb dieses potentiellen Ausbildungs-Engagements stellt die Sprachkompetenz dar: Hier wird es nicht nur um Schulungs-, sondern auch um Kommunikations- und Support-Fragen gehen. Dies in dem Sinne, dass **die Absolventen mit den fachsprachlichen Begriffen und Ausdrucksweisen in der Referenzsprache Englisch vertraut gemacht werden und von dieser Basis aus Kompetenz in anderen Sprachen vermittelt bekommen – gestützt durch einen multilingualen Thesaurus.** Auch wird ihnen im Umgang mit den Patienten mittels eines Tablet- oder Handy-Computers eine schriftliche und mündliche Übersetzung geboten, sodass Missverständnisse aufgrund sprachlicher Probleme und Unzulänglichkeiten weitgehend ausgeschlossen werden können. Auf dem gleichen Wege können in Zweifelsfällen auch ergänzende fachliche Informationen übermittelt werden.

Die sprachliche Schulung wird dabei sowohl für Pflegepersonal wie auch in den einzelnen präventiven und therapeutischen Fachbereichen stattfinden, auf die sich das Elderado-System erstrecken wird. **Aus diesem Kern heraus kann sich später eine spezialisierte Akademie für Sprachschulung in verschiedenen medizinischen Bereichen entwickeln,** was für eine Proliferation des Systems in andere Sprachregionen ohnehin ein Erfordernis darstellen wird.

Epilog:

Wie weiter?

Das vorliegende Konzept für eine Reform des Gesundheitsbetriebs an Haupt und Gliedern bezieht sich vorwiegend auf innovative Systeme, Methoden und Erzeugnisse, die sich allesamt relativ rasch konkretisieren lassen und geeignet erscheinen, in der an ihre personellen und ökonomischen Grenzen gelangenden Branche Entscheidendes zu höherer Effizienz und geringeren Kosten beitragen zu können. Wie den nicht nach medizinischen, sondern nach journalistischen Kriterien verfassten Texten zu entnehmen ist, wird dabei keine Rücksicht auf die multiplen sichtbaren und unsichtbaren Grenzlinien zwischen den verschiedenen Akteuren und ihren Verbänden genommen. Und es wird auch keinerlei branchenspezifischen Empfindlichkeiten Rechnung getragen – zumal sich diese häufig disproportional zu den jeweiligen Grenzüberschreitungen und potentiellen Anfechtungen verhalten und oft lediglich dazu dienen, kritische Fragen gar nicht erst aufkommen zu lassen.

Vielmehr geht es hier um die **Aufarbeitung von neuen Ideen, Konzepten und Verfahren, die mit Bezug auf die heutigen Gegebenheiten im Gesundheitsbereich grösstenteils disruptiv wirken** und hier demzufolge auch mit einer gewissen Respektlosigkeit vorgetragen werden. Tatsächlich erfordern echte Innovationen solch hartnäckige Vorgehensweisen, wenn nicht einfach die alten Trampelpfade mit einem neuen staubfreien Belag versehen werden sollen, letztlich aber alles bei alten bleibt. Etwa nach dem Motto „plus ça change, plus ça reste la même chose », wie der Franzose sagt.

Allerdings stützen sich die in dieser Publikation skizzierten Innovationen lediglich auf neue Erkenntnisse sowie innovative Systeme und Methoden aus dem Netzwerk der Arbeitsgemeinschaft Innovationscontainer. Es sind somit bei weitem nicht die einzigen, welche dem notleidenden Gesundheitswesen zu neuen Perspektiven in Sachen Effizienz und Kosten/Nutzen verhelfen können, sondern sie können noch mit zahlreichen weiteren Neuerungen von hohem Nutzwert aus anderen Quellen ergänzt werden. Dennoch **handelt es sich beim vorliegenden Konzept schon um einen eigentlichen Gegenentwurf zu einem zentralen Teil des heutigen Gesundheitswesens.**

Einer Branche nota bene, die trotz hervorragender Einzelleistungen irgendwie den gewachsenen Boden unter den Füssen verloren zu haben scheint. Denn mittlerweile scheint selbst dem letzten Hinterbänkler klar geworden zu sein, dass **die medizinische Versorgung an Grenzen stösst und eine Fortschreibung der aktuellen Trends keine politisch verantwortbare Option mehr darstellt.** Leider fehlt dieser Erkenntnis jedoch die Klarsicht auf den einzuschlagenden Weg. Denn der Entwicklung liegen heute drei Problemstellungen zugrunde, die in der aktuellen Diskussion geflissentlich übersehen oder vielmehr ignoriert werden. Es sind dies:

- **Die Spitzenmedizin und die personalisierte Medizin**: Sie entwickeln sich in einer Richtung, welcher unser Gesundheitssystem selbst in den angeblich so reichen Industriestaaten schlicht nicht mehr zu folgen vermag. Der Trend weist konsequent in die Richtung einer Zwei- und Dreiklassen-Medizin, die man derzeit mit grossem rhetorischem Aufwand, aber kaum mit praktikablen Massnahmen zu vermeiden sucht.

- **Die demographische Entwicklung:** Hier wird nach wie vor übersehen, dass mit dem Senioren-Status der Babyboomer-Generation auch die Zahl der Morbiditäten – und zwar vor allem jene der Multimorbiditäten, der Chronifizierungen und der psychischen Probleme – zunimmt. Zugleich wird bereits ein Notstand sichtbar im Bemühen, das erforderliche Pflegepersonal für stark Pflegebedürftige im Bereich der chronischen Leiden und der Hochbetagten zu rekrutieren. Dieses Problem wird denn auch mit konventionellen Mitteln und Methoden kaum zu lösen sein, auch wenn man heute noch daran glaubt, es mit einer Art Notstandsverordnung lösen zu können, wenn es denn übermächtig werden sollte.

- **Mit den sogenannten Fake News**, welchen auch die Politik in wachsendem Masse unterworfen ist und die zu einem grossen Teil gar von dieser generiert werden, hat sich eine Kultur herausgebildet, die darauf abzielt, Probleme so lange umzuformulieren und mit marginalen Scheinproblemen zu vermischen oder zu camouflieren, bis das Gefühl für die Realität verloren geht und die einzelnen Probleme nicht mehr als solche zu erkennen sind. Parallel dazu arbeiten manche Gruppierungen nur noch an Problem-Bewirtschaftungen statt an der

Lösungssuche, weil sie sich davon mehr politisches Kapital versprechen und zugleich wissen, dass Lösungen stets auch Risiken beinhalten.

Reaktionen auf diese Fehlentwicklungen sind zwingend, wenn die Reform des Gesundheitswesens zu brauchbaren Resultaten führen soll. Denn es bringt nichts, die entsprechenden Diskussionen weiterhin im Fake-Modus zu führen. Mit dem vorliegenden Buch tun wir den ersten Schritt in Richtung gesundheitlicher Realpolitik mit Schwerpunkt Sozialmedizin. Und zugleich möchten wir keine Zweifel darüber aufkommen lassen, wohin die Reise unseres Erachtens gehen muss, wenn der persistierende Immobilismus und die Sklerose in diesem zentralen Bereich der öffentlichen und privaten Obliegenheiten allmählich der Bewegung weichen sollen.

Das soll nun freilich nicht heissen, dass die hier beschriebenen Lösungsansätze zwingend und unverändert umgesetzt werden müssen. Zweifellos gibt es dazu noch etliche Alternativen und ausserdem können auch die hier beschriebenen Ansätze noch weiterentwickelt und optimiert werden. **Entscheidend ist, dass sich in der Sache endlich etwas bewegt – und dies mit Vorzug in der richtigen Richtung.**

Wir von der Arbeitsgemeinschaft Innovationscontainer, aus deren Netzwerk die hier beschriebenen Innovationen, Konzepte, Erkenntnisse und Denkansätze grösstenteils stammen, haben uns zum Ziel gesetzt, dieser Strategie zum Durchbruch zu verhelfen. Dabei wird es unsererseits **auch nicht an gezielten Provokationen fehlen, hat uns doch die Erfahrung gelehrt, dass Leise-**

treterei und vorauseilende Rücksichtnahmen auf die multiplen mimosenhaften Empfindlichkeiten, von welchen die gesamte Branche heute geprägt wird, lediglich kontraproduktiv wirken und schamlos ausgenützt werden. Und dass es auch nicht weiter hilft, die Gesundheitsbranche nur aus ökonomischer Sicht reformieren zu wollen, wenn die Hauptprobleme in der Medizin per se zu suchen sind.

Dabei werden wir auch in Kauf nehmen müssen, dass es zur einen oder anderen Gehässigkeit kommen kann. Das darf uns nicht weiter anfechten. **Denn Gehässigkeiten sind im Verteilkampf zwischen den Leistungserbringern, der Politik und den Kostenträgern zum Teil schon an der Tagesordnung.** Den Sieg dürften hier auf Dauer jene davontragen, die den zäheren Durchhaltewillen und vor allem die besseren Argumente vorbringen können. Und letztere glauben wir im Köcher zu haben.

Zum Verfasser

Beat René Roggen entstammt einer Familie, in welcher die Berufsbilder der Apotheker auf der einen und der Hoteliers auf der anderen Seite auffällig stark vertreten sind. Es dürfte deshalb kein Zufall sein, dass er sich nach seiner Ausbildung zum Journalisten besonders häufig mit Fragen der Gesundheit, der Präventivmedizin und der Ernährung auseinander setzte.

In seiner Eigenschaft als Fachjournalist und PR-Fachmann bearbeitete er diese Themenbereiche während vieler Jahre im Auftrag von Institutionen und Unternehmen der Vorsorge, der präventiven und therapeutischen Medizin, der pharmazeutischen Industrie sowie der Nahrungs- und der Nahrungsergänzungsmittelbranche.

Dabei engagierte er sich stets für die Aspekte der Prophylaxe wie auch für eine Gesundheitspolitik, die auf eine bessere Information der Konsumenten und Patienten abstellt und sich jeder Bevormundung mündiger Bürger enthält. "Ein informierter Patient ist auch ein ökonomischer Patient", schreibt er im Vorwort zu seinem 2002 erschienenen Werk "Nahrungsergänzungsmittel – Mode-Erscheinung oder Weg zu besserer Gesundheit und längerem Leben?"

Nach seiner Überzeugung führt der Weg aus dem Schlamassel, in das sich unsere Gesundheitspolitik in den letzten Jahren immer weiter manövriert hat, denn auch einzig über die wachsende Selbstkompetenz der Patienten. Und nicht über eine stets lückenlosere und

teurere Gesundheitsbürokratie und eine Gesundheitspolitik, die sich in immer gehässigeren Schuldzuweisun-
gen und immer hilfloseren Sparappellen an Ärzte, Apotheker, Pharmabranche und Spitalverwaltungen ergeht.

Sein Interesse für Fragen der Gesundheitsvorsorge hat
ihn unter anderem dazu bewogen, sich eingehend mit
der Situation in den USA zu beschäftigen, wo 1994
durch die Freigabe der meisten Nahrungsergänzungsmittel und Phytoprodukte im Rahmen der vom Amerikanischen Kongress beschlossenen "Dietary Supplement Health and Education Act" ein neues Kapitel der
Gesundheitserziehung, der Prävention sowie der Kon-
sumenten- und der Patienten-Autonomie aufgeschla-
gen wurde.

Es war für Beat René Roggen eine prägende Erfahrung,
feststellen zu müssen, dass europäische Gesundheitsbehörden auf den amerikanischen Liberalisierungs-
schritt mit Unverständnis und teilweise gar mit Aggres-
sivität reagierten, ohne auch nur einen Gedanken an
die möglichen Gründe und Motive zu verschwenden,
die den amerikanischen Kongress zu diesem Schritt
bewogen haben mochten. Und es enttäuschte ihn sehr,
dass der Argwohn gegen diese Entwicklung zu höherer
Patienten-Selbstbestimmung ausgerechnet in Deutschland, Österreich und der Schweiz am grössten war –
Ländern mithin, die sich einiges auf ihr demokratisches
Grundverständnis einbilden. Hier liegt denn auch das
Grundmotiv des Autors zu seinen jüngsten journalistischen Engagements zugunsten einer Neuausrichtung
des Gesundheitswesens und der Gesundheitsvorsorge
im Dienste mündiger Bürger und Patienten.

Im vorliegenden Werk nimmt er sich der Frage an, weshalb die Gesundheitspolitik seit Jahrzehnten vom Gejammer über stetig steigende Kosten geprägt wird und warum sich die von Regierung und Parlament jeweils mit grossem Getöse angekündigten Massnahmen stets nur im ökonomischen Bereich bewegen und sich bei näherer Betrachtung nahezu allesamt als Alibiübungen erweisen.

Tatsächlich weiss man ebenfalls seit Jahrzehnten, dass die Gesetze der Marktwirtschaft im Gesundheitswesen nur bedingt greifen. Und dass ausgerechnet da, wo sie greifen könnten – nämlich im Wettbewerb der Krankenkassen um die Gesundheit ihrer Versicherten – vor wenigen Jahren genau diese kompetitive Komponente von der Politik ausgeschaltet wurde. Weitere Komponenten sind die massive Subventionierung der Spitäler – wodurch falsche Anreize geschaffen werden – und die Tatsache, dass in der Schweiz ein grosser Teil aller Kassenprämien von der öffentlichen Hand bezahlt wird.

Das Hauptproblem unseres kranken Gesundheitswesens sieht der Autor darin, dass im Bereich der Präventiv-, Komplementär- und Sozialmedizin wichtige Erkenntnisse ignoriert und innovative Ansätze systematisch behindert werden. Dies vorwiegend durch eine über weite Strecken kontraproduktive Gesundheitsbürokratie, die – um mit Karl Kraus zu sprechen – einen wesentlichen Teil des Problems darstellt, für dessen Lösung sie sich hält. Die Sache hat Methode: Denn wo immer im Gesundheitswesen ein Problem auftaucht, wird die Lösung primär im Ausbau der Bürokratie gesucht.

Was anderseits ob all der Grabenkämpfe im Gesundheitswesen auf der Strecke bleibt, sind die Patienten. Hier muss dringend eine Neu-Orientierung stattfinden in dem Sinne, dass diese und deren Interessen wieder in den Mittelpunkt des Geschehens gestellt werden. Das Ziel der Gesundheitspolitik sollte sich nicht darauf fokussieren, Krankheiten zu bekämpfen, sondern vielmehr, die Gesundheit der Bevölkerung zu erhalten und zu fördern. Dieser Paradigmenwechsel drängt sich nach Überzeugung des Autors auf, wenn es gelingen soll, die Gesundheitskosten in näherer oder fernerer Zukunft in den Griff zu bekommen.

Informationsquellen

Die in diesem Buch vorgestellten innovativen Konzepte, Systeme und Methoden sind nach Überzeugung des Autors und der Arbeitsgemeinschaft Innovationscontainer geeignet, das festgefahrene und stets teurer werdende Gesundheitswesen einer gründlichen Reform an Haupt und Gliedern zu unterziehen. Als wichtigste Massnahme soll dabei der bislang erfolgreichen, aber **an ihre Grenzen stossenden Schulmedizin eine Präventiv- und Komplementärmedizin zur Seite gestellt werden**, die ihrerseits die Einführung einer ganzen Reihe neuer und effizienter sozialmedizinischer Ansätze ermöglichen wird.

So insbesondere Massnahmen und Technologien im Bereich der Frühdiagnose, der **wirksamen Bekämpfung von epidemisch wirksam gewordenen Stressquellen**, der regenerativen Prozesse in den Bereichen der Wirbelsäule, des Metabolismus, der Fehlhaltungen und Fehlernährungen und **vor allem auch der Strategien gegen die Chronifizierung von Leiden aller Art.** Entsprechende Systeme und Methoden sind teils sofort realisierbar, teils auf konzeptueller und technischer Ebene erprobt und nach entsprechenden Zulassungen kurz- oder mittelfristig disponibel.

Personen, die sich über die hier beschriebenen Innovativen Konzepte, Modelle und Systeme näher informieren wollen und allenfalls auch bereit sind Reformen im skizzierten Sinne zu unterstützen, erhalten weitere Informationen unter www.innovationscontainer.com. Hier werden **auch in periodischen Abständen Updates über die verschiedenen Engagements der Arbeitsgemeinschaft Innovationscontainer** und der in ihrem erweiterten Netzwerk tätigen Teams aus den Bereichen der Gesundheit, der Energiewirtschaft, der Fachbereiche Umwelt und Klima sowie der Sicherheit und des Service Public publiziert.

Wer ausserdem interessiert ist, sich an einer Genossenschaft als Trägerin der hier in groben Zügen beschriebenen komplementären Krankenkasse zu beteiligen und allenfalls auch an der Initialisierung eines „Gesundheitscoins" zu partizipieren, ist gebeten, **dies unter dem Stichwort „Genossenschaft KKK" kundzutun.** Sollte die Organisation in der geplanten Form zustande kommen, so werden alle Interessenten benachrichtigt und mit entsprechenden aktuellen Informationen versorgt.

Alle Anfragen werden vertraulich behandelt; die Adressen und personenbezogenen Daten werden nicht an Dritte weitergegeben. Umgekehrt sind Informationen, die Interessenten von der Arbeitsgemeinschaft Innovationscontainer oder von Stellen aus ihrem erweiterten Netzwerk erhalten, nicht als verbindlich zu betrachten; es ist allein deren Ermessen überlassen, ob und wie sie davon Gebrauch machen wollen.

Mit der vorliegenden Publikation verfolgen der Autor und die Arbeitsgemeinschaft Innovationscontainer **das Ziel, der im Karrenfeld unterschiedlicher Interessen stecken gebliebenen Gesundheitspolitik neue Impulse zu verleihen,** der sich im Kreis bewegenden parlamentarischen und öffentlichen Diskussion über die einzuschlagenden Wege neue Themen zu liefern und zugleich den zahlreichen neuen Ansätzen im Bereich der Präventiv-, Komplementär- und Sozialmedizin den Weg in die Öffentlichkeit zu ebnen.